Angelika Kirchmaier

Nicht alles ist Mist!

Angelika Kirchmaier

Nicht alles ist Mist!

Verdorbene Lebensmittel erkennen – Reste verwerten – Geld sparen

Das kompakte Anti-Wegwerf-Buch

Tyrolia-Verlag · Innsbruck-Wien

MIX
Papier aus verantwortungsvollen Quellen
FSC® C021956
FSC
www.fsc.org

Alle Angaben in diesem Buch wurden sorgfältig recherchiert und erfolgen nach bestem Wissen und Gewissen der Autorin. Sollten Sie trotzdem Unstimmigkeiten entdecken, nehmen Autorin und Verlag gerne Verbesserungsvorschläge und Korrekturhinweise entgegen. Die Benutzung dieses Buches geschieht auf eigenes Risiko. Eine Haftung für etwaige Schäden wird aus keinem Rechtsgrund übernommen.

Bibliografische Information der Deutschen Nationalbibliothek
Die Deutsche Nationalbibliothek verzeichnet diese Publikation in der Deutschen Nationalbibliografie; detaillierte bibliografische Daten sind im Internet über http://dnb.d-nb.de abrufbar.

Umschlaggestaltung: Roberto Baldissera
Layout und digitale Gestaltung: GrafikStudio HM, Hall in Tirol
Druck und Bindung: Alcione (I)
Fotos von Kary Wilhelm mit Ausnahme von S. 21, 32, 72 unten, 73 unten, 89 und 100 (Angelika Kirchmaier), Bild Autorin Umschlag sowie S. 29 oben (Thomas Trinkl), S. 46 (Ilvy Rodler), S. 29 unten, 75 und 76 (Shutterstock), S. 98, 102 und 104 (Fotolia)
ISBN 978-3-7022-3733-2 (gedrucktes Buch)
ISBN 978-3-7022-3734-9 (E-Book)
E-Mail: buchverlag@tyrolia.at
Internet: www.tyrolia-verlag.at

Vorwort

Nachhaltigkeit als Teil des öffentlich-rechtlichen Auftrages

Im ORF-Gesetz sind Umweltschutz und Nachhaltigkeit als Teil des öffentlich-rechtlichen Auftrages verankert. Nachhaltigkeit ist damit wesentliche Säule der Unternehmensstrategie des Österreichischen Rundfunks. Eines der Flaggschiffe dieser Initiative ist „Mutter Erde". In trimedialen Programmschwerpunkten versuchen wir, Menschen zu motivieren, umweltfreundlich zu handeln. Schwerpunkte der letzten Jahre waren Wasser, Bienen, Klimaschutz und zuletzt Landwirtschaft.

Mit dem Thema Lebensmittelverschwendung haben wir uns 2016 erstmals ausführlich beschäftigt und mit weit mehr als 300 Beiträgen in allen Bundesländern rund 4 Millionen Menschen erreicht. Anschließend hat eine Marktforschung ergeben, dass sich sieben von zehn Befragten Österreicher/innen künftig stärker bemühen wollen, Lebensmittelabfälle im Haushalt zu vermeiden.

Das ist für uns Auftrag, bei diesem Thema weiter am Ball zu bleiben, vor allem, wenn man weiß, dass rund ein Drittel der Lebensmittel oder 1,3 Milliarden Tonnen pro Jahr weltweit entlang der Wertschöpfungskette weggeworfen werden.

Wir haben mit unserer langjährigen ORF-Tirol-Expertin Angelika Kirchmaier daher einen weiteren Programmschwerpunkt im ORF Tirol konzipiert, mit dem Ziel, den Lebensmittelabfall in den Haushalten zu reduzieren. In vielen Berichten in Radio, Fernsehen und im Internet sind die Tipps von Angelika Kirchmaier auf großes Publikumsinteresse gestoßen. Es stand daher schnell fest, dass es nicht bei dieser Initiative allein bleiben darf.

In ihrem neuen Buch geht Angelika Kirchmaier nicht nur der Frage auf den Grund, warum in den Haushalten so viel weggeworfen wird, sondern gibt ganz konkrete Hinweise, warum Lebensmittel verderben oder wie man was optimal lagert. Klar, verständlich und hochinteressant. Ein hervorragendes Buch zum Thema Nachhaltigkeit von einer Autorin, die seit Jahren auch das Publikum von ORF Radio Tirol begeistert.

KOMMR HELMUT KRIEGHOFER

LANDESDIREKTOR ORF TIROL

Wer selbst im Garten oder am Balkon seine Tomaten züchtet, der weiß, wie lange es braucht, bis sie endlich am Teller liegen. Oder haben Sie schon mal erlebt, wie man Käse macht? Spannend, wenn man da einem erfahrenen Käsemeister bei seiner Arbeit zusieht, sie braucht viel Know-how und Fingerspitzengefühl. In diesen Momenten spürt man, was alles erforderlich ist, damit dann irgendwann ein Stück Käse bei uns im Kühlschrank landet. Im Alltag ist uns diese Ehrfurcht verloren gegangen. Wir leben in einer Überflussgesellschaft und das auf Kosten anderer – aber das ist uns selten bewusst. Als öffentlich-rechtlicher Radiosender haben wir die Möglichkeit, ein wenig zum Nachdenken anzuregen und Alternativen für den Alltag aufzuzeigen. Dieses Buch von Angelika Kirchmaier ist die umfassende Begleitung dazu.

CHRISTOPH ROHRBACHER

PROGRAMMCHEF ORF RADIO TIROL

Der Gedanke, Lebensmittel zu verschwenden, ist für mich auch wirtschaftlich unsinnig. In weiterer Sicht finde ich es nicht nur dem Produkt und der Natur gegenüber respektlos, Essbares wegzugeben, sondern vor allem auch all jenen gegenüber, die mit ihrem körperlichen Einsatz dieses Produkt erschaffen haben.

Ich glaube, kaum jemand weiß, wie schwer es ist, eine Pflanze zu ziehen, sie zu schützen und zum Wachsen zu bringen, bis sie irgendwann Früchte trägt. Man weiß nicht, wie das Wetter wird oder – noch schlimmer – ob sie jemand kaufen wird oder man sie unterm Wert hergeben muss! Oder es war sowieso alles umsonst, und die Früchte landen im Müll, weil sie nicht entsprochen haben, zu teuer waren oder einfach zur falschen Zeit am falschen Ort. Als Küchenmeister ist es eine wichtige Aufgabe, nicht nur gut kochen zu können, sondern auch das Bewusstsein zu haben, den regionalen Markt mitzubestimmen, möglichst alles zu verarbeiten und an den Mann/die Frau zu bringen. Nach allen Nebenkosten bleibt am Ende zu hoffen, dass etwas übrigbleibt (der gläserne Müllkübel in der Spitzenküche). Jede Schale, jeder Knochen, jeder Abschnitt ist wertvoll.

KÜCHENMEISTER JULIAN REINISCH

REIN ISCH'S, INNSBRUCK

Obwohl erste wissenschaftliche Studien zu Lebensmittelabfällen schon Ende des 19. Jahrhunderts veröffentlicht wurden, hat die Diskussion um die Vermeidung derselben erst mit der Veröffentlichung der „Agenda 2030 für nachhaltige Entwicklung" mit Anfang 2016 so richtig Fahrt aufgenommen. Das von den Vereinten Nationen verfasste Dokument gibt als Ziel die Verringerung der globalen Lebensmittelabfälle um 50 % bei Handel und Verbrauchern bis 2030 sowie die generelle Reduzierung entlang der gesamten Wertschöpfungskette vor. Um dieses sehr ambitionierte Ziel zu erreichen, sind neben einheitlichen Definitionen und repräsentativen Messungen vor allem auch alltagstaugliche Lösungen für die Praxis vonnöten – so wie in diesem Buch zusammengestellt.

DR. FELICITAS SCHNEIDER

COORDINATOR OF MACS-G20 FOOD LOSS AND WASTE INITIATIVE, MEETING OF AGRICULTURAL CHIEF SCIENTISTS, THÜNEN INSTITUTE – INSTITUTE OF MARKET ANALYSIS

Weltweit wird ein Drittel aller Lebensmittel weggeworfen. Oder anders gesagt: Jedes Jahr bewirtschaften wir eine Fläche, die doppelt so groß ist wie Australien, umsonst, weil vollkommen genießbare Lebensmittel im Müll landen. In Zeiten, in denen wir die Ressourcen unseres Planeten ohnehin bereits deutlich übernutzen, können wir uns diesen skandalösen Umstand nicht weiter leisten.

DI HERWIG SCHUSTER

UMWELTCHEMIKER, PROGRAMMDIREKTOR GREENPEACE ÖSTERREICH, GREENPEACE-SPRECHER, GREENPEACE IN CENTRAL & EASTERN EUROPE

Vorwort

Liebe Leserinnen und Leser!

Vor über 30 Jahren absolvierte ich meine erste Kochausbildung. Damals schon wunderte ich mich darüber, warum man z. B. Gemüse tournieren, also in eine perfekte Form schneiden muss und damit Unmengen an Gemüseresten produziert. Auch der Zwang zur optischen Perfektion – die heutige Bezeichnung „Klasse-1-Obst" wäre ein gutes Beispiel dafür – verwunderte mich sehr. Warum soll nur der optisch perfekte Apfel auf den Teller? Wenn ich in den Garten meiner Eltern schaute, dann gab es dort nur eine kleine Anzahl an optisch perfekten Äpfeln. Also was passiert mit dem Rest? Und falls es keinen oder kaum Rest gibt, wie viel Züchtung, Pestizide etc. müssen die Bäume aushalten, um optisch Perfektes hervorzuzaubern?

Der Perfektionismus und Gesetzesdschungel in der westlichen Welt haben u. a. dazu geführt, dass wir heute rund ein Drittel aller weltweit produzierten Nahrungsmittel in den Müll werfen. Demgegenüber steigt die Zahl der Hungernden. Wenn man bedenkt, dass man mit den von der westlichen Welt weggeworfenen Lebensmitteln alle Hungernden der Welt dreimal (!) ernähren könnte, dann fragt man sich, was in unseren Köpfen schief läuft. Warum werfen wir so viel weg und andere verhungern? Nun möchte man meinen, dass Produzenten, Handel & Co den Löwenanteil entsorgen, aber weit gefehlt. Die privaten Haushalte sorgen für über 40 % Anteil am Gesamtabfall. Ein Grund für den Wegwerfwahnsinn im Haushalt liegt darin, dass der Mensch verlernt hat, ein verdorbenes von einem genießbaren Lebensmittel zu unterscheiden. Unsere Vorfahren betrachteten das Lebensmittel, rochen daran und im Zweifelsfall wurde gekostet. Heutzutage verlässt man sich auf ein Datum auf der Verpackung, wohlwissend, dass das Produkt auch einmal davor schon verdorben sein kann oder eben erst viele Wochen, Monate oder Jahre danach.

Mit diesem Buch wollen wir Ihnen zum einen Tipps liefern, woran Sie einen Lebensmittelverderb erkennen können, und zum anderen erfahren Sie Wissenswertes zur Lagerung, denn die Haltbarkeit von Lebensmitteln hängt natürlich wesentlich von der Lagerung ab.
Dieses Buch erhebt keinen wissenschaftlichen Anspruch. Es wurden aber unzählige Gesetze, Studien, Statements von Fachorganisationen etc. eingearbeitet, um Ihnen kompetente und fundierte Informationen zu liefern.
Es würde mich riesig freuen, wenn dieses Buch dazu beiträgt, den Lebensmittelabfall in den Haushalten zu reduzieren.

Mit lieben Grüßen
Ihre

ANGELIKA KIRCHMAIER

Einen großen Dank an alle Unternehmen, die mich mit betriebsinternen Informationen zu Lebensmittelverderb versorgten, aber verständlicherweise nicht genannt werden möchten. Ihre wertvollen Erfahrungen flossen in das Werk ein.

Inhaltsverzeichnis

BASICS

Lebensmittel im Abfall – eine Bestandsaufnahme

Ein Mensch benötigt für das nackte Überleben im Wesentlichen nur sehr wenige, jedoch äußerst wichtige Dinge. Neben einer (warmen) Unterkunft sind das vor allem Wasser, Licht und Nahrung. Es stellt sich also die Frage, warum wir trotzdem so verschwenderisch mit unseren lebensnotwendigen Ressourcen umgehen. Wohl weil es für uns selbstverständlich geworden ist, dass man alles im Übermaß konsumieren kann. Wenn ein bestimmtes Lebensmittel einmal durch z. B. Ernteausfälle aufgrund von Naturkatastrophen oder Wetterkapriolen knapp wird oder tonnenweise Milch, Fleisch und Öl aufgrund einer Anreicherung mit z. B. der toxischen Substanz HCB vernichtet werden müssen,[1, 2] bedient man sich importierter Ware, ohne oft darüber nachzudenken, was das global bedeutet und wie man diese globalen Auswirkungen mit seinem eigenen Konsumverhalten positiv beeinflussen könnte. Seit mehr als einem Jahrzehnt gibt es Maßnahmen zur Bekämpfung von Lebensmittelmüll, trotzdem zeigt sich immer noch ein tristes Bild.

Daten und Fakten international

Pro Jahr landen weltweit 1,3 Milliarden Tonnen Lebensmittel auf dem Müll,[3] das entspricht rund einem Drittel (!) der weltweit produzierten Lebensmittelmenge.[4] Im Rahmen eines europäischen Forschungsprojekts, das 2016 abgeschlossen wurde, stellte man fest, dass allein in Europa pro Jahr 88 Millionen Tonnen an Lebensmitteln entlang der gesamten Kette im Müll landen, das sind 173 kg pro Person und entspricht einem geschätzten Wert von rund 143 Milliarden Euro.[5] Weggeworfen wird vom Anbau bis zum Endverbraucher.[6] Den größten Teil der Lebensmittel wirft allerdings der Konsument weg, nämlich 42 %, gefolgt vom Hersteller (39 %),[7] der Gastronomie (14 %) und dem Handel (5 %).[8] Nordamerikas Privathaushalte werfen noch mehr weg, nämlich 95 bis 115 kg pro Person.[9]

Zu den beliebtesten Wegwerf-Lebensmitteln zählen genau jene Produkte, die häufig als Lockangebote angepriesen werden, z. B. Fleisch, Milch und Milchprodukte, oder Lebensmittel, die von Haus aus zu Dumpingpreisen erhältlich sind, z. B. Süßgebäck und Billigbrot. Häufig in der Tonne landen zudem Lebensmittel, die aufgrund einer nicht entsprechenden Optik oder kurzen Haltbarkeit dem Konsumenten nicht (mehr) zusagen, z. B. Obst und Gemüse.[10]

Die aus dem Lebensmittelmüll resultierenden Probleme sind vielschichtig. Als Beispiel seien hier als erstes die Auswirkungen auf die **Artenvielfalt** genannt. Für ¼ kg Shrimps sterben beispielsweise rund 5 kg Beifang-Fische. Insgesamt wird Schätzungen zufolge knapp ¼ des gesamten Fischfangs wieder im Meer entsorgt.[6]

Ein weiteres Problem stellen **Preiserhöhungen** dar. Wenn es ein knappes Angebot gibt, z. B. aufgrund von Dürren, steigen die Weltmarktpreise, mitbestimmt von der Vereinigung Global AgInvesting,[11, 12] salopp ausgedrückt, einem „Börsenverein" der Agrarmächtigen dieser Welt. In Industrienationen wirken sich Preisschwankungen bei den einzelnen Produkten maximal im Centbereich aus, in den ärmsten Ländern der Welt führt eine Preissteigerung zu Lebensmittelkosten, die nicht mehr leistbar sind.[13] In diesen Regionen geben die Menschen im Schnitt 60 bis 80 % ihres Einkommens für Lebensmittel aus, in den entwickelten Ländern sind es nur 10 bis 20 %. Während eine Familie im Tschad in Zentralafrika z. B. lediglich rund 1,30 Dollar pro Woche für die Verpflegung der gesamten Familie zur Verfügung hat, lässt es sich eine durchschnittliche US-amerikanische vierköpfige Familie mit rund 350 Dollar relativ gut gehen.[14]

Preisschwankungen treffen damit die Ärmsten der Armen,[15] und das sind sehr viele. Die Zahl der Unterernährten für 2014 bis 2015 schätzte die FAO im Jahr 2015 auf 795 Millionen Menschen.[16] Im März 2018 wurde in Rom verkündet, dass nicht nur die Zahl der Hungernden, sondern sogar die Zahl der akut lebensgefährlich Hungernden noch einmal angestiegen sei und zwar auf 124 Millionen Menschen in 51 Staaten.[17]

Ressourcenverschwendung ist ebenfalls ein Thema. Es gibt nur begrenzte Ressourcen. Trotzdem lebt vor allem die westliche Welt verschwenderisch. Für die einen ist dies unverständlich, für die anderen ein Problem, über das sie nicht nachdenken wollen oder demgegenüber sie sich machtlos fühlen. Der großflächige Anbau von billigen Lebens- und Futtermitteln, die vor allem in der westlichen Welt und zunehmend auch in China gefragt sind, wie z. B. Soja und Getreide, verbraucht enorme Ressourcen und bedroht damit die Lebensräume von Menschen, zumeist in den ohnehin schon benachteiligten Regionen dieser Erde, sowie von Pflanzen und Tieren, die aber für das ökologische Gleichgewicht von immenser Bedeutung wären. Nahezu pervers mutet es daher an, dass genau diese Billiglebensmittel in den westlichen Ländern sehr häufig im Müll

landen. Man raubt also Ressourcen für Produkte, die man ohnehin nicht nutzt. Im Gegenteil, es ergibt sich sogar noch ein Entsorgungsproblem, da organische Materialien in zu großen Mengen jede Mülldeponie zum Kippen bringen. Eine sinnlose Umweltzerstörung also. Zusammengefasst ergibt sich eine einfache Rechnung. Wird viel weggeworfen, muss viel produziert werden. Möchte der Mensch kostengünstige Ware, so muss man auch die Produktionsbedingungen kosteneffizienter gestalten, und das gelingt nur, wenn man Land raubt, Menschen ausbeutet oder betrügt (Food fraud).
An unserer **Gesundheit** geht der derzeitige Trend auch nicht spurlos vorüber. Billigware zählt nicht selten zu jenen Lebensmitteln, die unserem Körper nicht guttun. Fleisch aus Massentierhaltung zum Beispiel weist eine andere, weniger gesunde Zusammensetzung auf als Fleisch von extensiv, also salopp ausgedrückt „glücklich" gehaltenen Tieren.
Die ökologischen **Folgen** sind dramatisch. Der Verein Mutter Erde stellte im „Lagebericht zu Lebensmittelabfällen 2016" fest, dass „der CO_2-Ausstoß, der mit der Herstellung der verlorenen Lebensmittel entsteht, als Staat betrachtet, weltweit Platz drei belegen würde, gleich hinter USA und China, das durch Lebensmittelverschwendung verbrauchte Wasser dem jährlichen Wasserabfluss der Wolga entspricht und rund ⅓ der landwirtschaftlichen Fläche weltweit umsonst bestellt wird".[18]

Daten und Fakten – national

WWF Österreich und der Verein Mutter Erde präsentierten 2016 den aktuellen Lagebericht zu Lebensmittelabfällen und -verlusten in Österreich. Demnach ergeben sich für Österreich folgende Fakten: Aus Landwirtschaft und Produktion liegen keine exakten Zahlen vor, der Handel wirft ca. 110.000 Tonnen pro Jahr weg und die Außer-Haus-Verpfleger, also Gastronomie, Gemeinschaftsverpflegung und Beherbergungsbetriebe 280.000 Tonnen pro Jahr. Auf die Haushalte entfällt der Löwenanteil. Jeder Österreicher wirft pro Jahr ca. 42 kg weg, gut die Hälfte davon wäre vermeidbar. Nur rund ¼ davon landet in der Biotonne,[19] der Rest im Restmüll, was sich besonders dramatisch auswirkt, da beim Abbau von organischem Material die Treibhausgase Methan und Kohlendioxid entstehen.[18, 20, 21] D. h., zu den Treibhausgasen, die bei der Produktion anfallen, kommen noch die Treibhausgase der Entsorgung dazu. Weitere Entsorgungswege, wie z. B. der Gartenkompost, die Verfütterung an Tiere oder eine Entsorgung über den Kanal (WC) sind dabei noch gar nicht erfasst. „Die Menge an vermeidbaren Lebensmittelabfällen in Österreich ist 20-mal so schwer wie der Eiffelturm."[22]

Warum werfen Haushalte so viel weg?

Die Ursachen für das Wegwerfen von Lebensmitteln wurden genau untersucht. Der Lagebericht zu Lebensmittelabfällen in Österreich listet folgende Gründe auf:
41 % der Lebensmittel werden in Zusammenhang mit dem **Einkauf** entsorgt, z. B. weil die Übersicht über die Lagerung und den Vorrat fehlt, d. h., man weiß nicht, was noch zu Hause ist, kauft vorsichtshalber ein und wirft dann weg, weil man draufkommt, dass man das Produkt ja doch zu Hause hat, z. B. Milch. Die Sorge, dass abgelaufene Lebensmittel gesundheitsgefährdend sein könnten, bewegt die Menschen ebenfalls dazu, Lebensmittel wegzuwerfen. Aktionen, Abverkäufe und Mengenrabatte („Nimm 3, zahl 2") animieren zum Hamsterkauf. Schmeckt das Produkt dann nicht oder hat man einfach zu viel davon, wird es entsorgt. Manche Menschen entwickeln einen regelrechten Aktions- und Billigware-Kaufzwang. Lebensmittel als Geschenk, z. B. spezielle Tees, Marmeladen oder Gewürze landen ebenfalls oft im Müll, insbesondere wenn sie den Geschmack des Beschenkten nicht treffen oder z. B. Single-Haushalte die Ware nicht aufbrauchen können.
38 % des Lebensmittelmülls sind der **Einstellung zu den Lebensmitteln** zuzuschreiben. Von „Keine Lust, dasselbe öfters zu essen", über „Sicherheitshalber mehrere Produkte einkaufen", weil man im Markt noch nicht weiß, worauf man dann tatsächlich Gusto hat, bis hin zu Käufen von Lebensmitteln, die das schlechte Gewissen beruhigen sollen. So wird z. B. Gemüse zuerst eingekauft, dann aber verschmäht, weil man ohnehin kein Gemüse essen möchte. Manche wollen wiederum Platz für Neues schaffen und misten deshalb vorhandene Lebensmittel aus.
Lifestyle und Lebensgewohnheiten sorgen für 11 % des Lebensmittelmülls. Z. B. kauft man ein, geht dann aber doch essen, man hat Gäste eingeladen, die kurzfristig absagen, man entscheidet sich für eine Diät, in die vorhandene Lebensmittel nicht mehr passen, man verkalkuliert sich in der Portionsgröße und kocht viel zu viel oder die Anzahl der Personen im Haushalt verändert sich, und man schafft es nicht mehr, die bevorrateten Lebensmittel aufzubrauchen.

Der **falschen Lagerung** allein sind rund 3 % des Lebensmittelmülls zuzuschreiben.[18] D. h. diese Personen haben zwar bei der Mengenkalkulation alles perfekt gemacht, wissen aber nicht, wie man das Produkt zu Hause lagern soll.

Wie lässt sich Lebensmittelmüll in Haushalten reduzieren?

Immer wieder gibt es Versuche, dem anfallenden Lebensmittelmüll Herr zu werden, mit bisher mäßigem Erfolg. Eine österreichische Universität führte z. B. eine Online-Haushaltsumfrage im Rahmen eines EU-Projekts durch. Mit den Ergebnissen aus dieser Studie möchte man Programme zur Abfallvermeidung entwickeln.[23] Auch auf EU-Ebene überlegt man Strategien. In einer Pressemeldung der EU vom 16. Mai 2017 fordern Abgeordnete, dass die Lebensmittelverschwendung bis 2030 halbiert werden soll und man den Schlüssel dazu u. a. in einer Aufweichung der Einschränkungen in Bezug auf Lebensmittelspenden sieht und in einer Aufklärung in Sachen Haltbarkeitsdatum. Man will also den Konsumenten darüber informieren, dass Ware auch nach Ablauf des Haltbarkeitsdatums genießbar sein kann und man seine Sinne nutzen sollte, um die Genießbarkeit eines Lebensmittels zu beurteilen.[24] Genau hier setzt dieses Buch an und liefert Ihnen Tipps und Tricks zur Erkennung von Verderb.

Was sagt das Haltbarkeitsdatum aus?

Auf Lebensmitteln, die in der EU verkauft werden, finden Sie zwei Arten von Angaben zur Haltbarkeit:
„Mindestens haltbar bis ..." und „Zu verbrauchen bis ..."[26]

„Zu verbrauchen bis ...", kurz „Verbrauchsdatum", wird bei allen Lebensmitteln angegeben, die sehr leicht verderben und die schon nach kurzer Zeit für den Menschen gefährlich werden können, z. B. frisches Hackfleisch (Faschiertes), frische Innereien oder roher Fisch. Diese Produkte sollten Sie spätestens am Tag des Verbrauchsdatums ver-

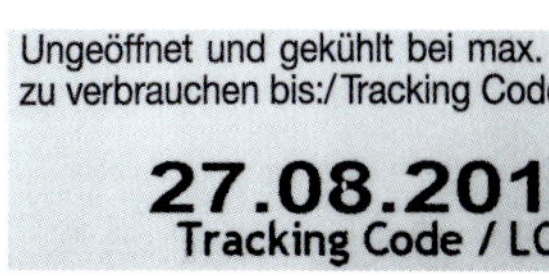

zehren oder zumindest verkochen, denn mit dem Kochen töten Sie die gefährlichsten Keime vorerst einmal ab. Gekocht halten die Produkte im Kühlschrank oft noch mehrere Tage, z. B. ein Sugo aus Hackfleisch oder im Tiefkühler mehrere Wochen.

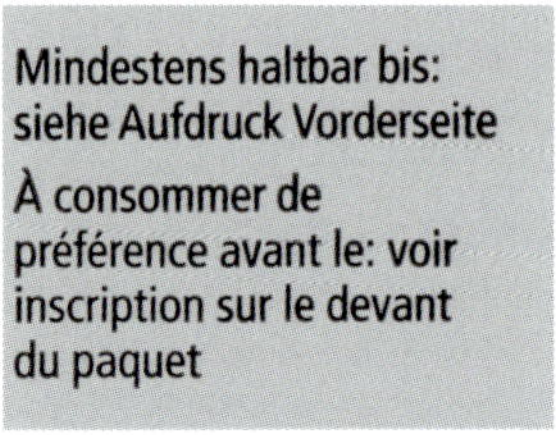

„Mindestens haltbar bis ...“, kurz MHD, wird für alle – aus mikrobiologischer Sicht – weniger sensiblen Lebensmittel verwendet. Das MHD setzt nicht der Gesetzgeber fest, sondern der Hersteller. Er ist es auch, der bis zu diesem Tag für das Produkt haftet. Damit wird klar, dass der Hersteller bei der Vergabe des MHD sehr vorsichtig agiert und im Zweifel besser eine kürzere als eine längere Haltbarkeit vorgibt. Im Prinzip ist das MHD vergleichbar mit der Herstellergarantie bei z. B. einer Waschmaschine. Der Hersteller haftet bis zum Ablauf dieser selbst gewählten Garantie, danach sind Sie verantwortlich. Eine Waschmaschine nutzt man üblicherweise so lange, bis sie nicht mehr die Funktion erfüllt, die man sich von der Maschine erwartet. Keiner würde auf die Idee kommen, das Gerät zu entsorgen, nur weil die Herstellergarantie abgelaufen ist.

Bei Lebensmitteln verhält es sich anders. Viele haben Angst davor, sie könnten sich „vergiften“, wenn sie z. B. einen abgelaufenen Joghurt essen. Wenn Sie aber im Zuge einer Überprüfung des Aussehens, Geschmacks, Geruchs und der Konsistenz keine Ungereimtheiten feststellen, können Sie das Produkt nach Ablauf des MHD verzehren, das empfiehlt auch die Österreichische Agentur für Ernährungssicherheit (AGES). Bei Eiern legt der Gesetzgeber fest, dass diese zwar nach Ablauf des MHD nicht mehr verkauft werden dürfen, wohl aber weiterhin verkocht, z. B. für Kuchen oder für ein hart gekochtes Ei. Roh sollten abgelaufene Eier auf keinen Fall mehr verzehrt werden.[18, 25] Bei frischen Eiern ist ein Rohverzehr allerdings auch nicht zu empfehlen.

Einige Lebensmittel sind seit 2014 vom Haltbarkeitsdatum ausgenommen, weil diese entweder kaum verderben, ein MHD keinen Sinn machen würde oder die Produkte von Haus aus frisch gegessen werden. Dazu zählen Essig, Speisesalz, Zucker in fester Form, Zuckerwaren, die fast nur aus Zucker bestehen, Kaugummi, Backwaren, die man normalerweise innerhalb von 24 Stunden verzehrt, Getränke mit einem Alkoholgehalt von über 10 Volumenprozent, Wein, Likörwein, Schaumwein und ähnliche Erzeugnisse; außerdem Obst, Gemüse und Kartoffeln frisch und im Ganzen.[26]

Wie sicher sind Lebensmittel heutzutage?

Lebensmittel waren noch nie so sicher wie heute. Kaum noch jemand verstirbt an einer lebensmittelbedingten Infektion.[27] Trotzdem werden laufend Produkte aufgrund einer möglichen Gesundheitsgefährdung zurückgerufen. Fand man früher z. B. Salmonellen vorwiegend auf Geflügel und Eiern, so sind diese heute auch in Produkten zu finden, die man niemals als Gefahrenquelle identifizieren würde, z. B. 2018 in Bio-Amaranth oder 2017 in einer Nuss-Frucht-Mischung. Listerien schrieb man früher eher Käse zu, heutzutage findet man diese Keime sogar in Tiefkühlgemüse.

Dafür gibt es mehrere Gründe. Zum einen wird die Welt globaler. Große Konzerne produzieren in Massen und vertreiben ihre Produkte auf der ganzen Welt. Erfolgt in einem kleinen Teilbereich eine Verunreinigung mit krankmachenden Keimen, so löst dies weltweit eine Kettenreaktion aus. Zum anderen herrscht Wasserknappheit. Denken Sie an Regionen, in denen es kein so reines Wasser gibt wie bei uns. Trotzdem müssen Lebensmittel und Produktionsmaschinen gesäubert werden. Man darf sich nicht erwarten, dass das immer so steril vonstattengehen kann. Deshalb empfiehlt es sich z. B., Obst und Gemüse aus fernen Ländern entweder mit kochend heißem Wasser zu überbrühen, also z. B. die Mango oder die Melone ins Waschbecken zu stellen und mit kochend heißem Wasser aus dem Wasserkocher zu übergießen (danach mit kaltem Wasser abschrecken) oder diese Produkte zu garen.

Faustregel
Je weiter gereist das Produkt ist, desto besser gewaschen und erhitzt sollte es vor dem Verzehr werden.

Tiefkühlobst aus fernen Ländern sollte niemals roh gegessen werden, z. B. in Joghurt gemischt oder als Eis püriert. Es empfiehlt sich, dieses zuvor ausreichend zu erhitzen. Seit dem Norovirus-Ausbruch im Jahr 2012 in Deutschland mit 11.000 betroffenen Kindern und Jugendlichen wird eindringlich vor einem Rohverzehr von Tiefkühlfrüchten gewarnt.[28]

Nüsse und Saaten lassen sich im Backofen rösten und verlieren damit etwaige gefährliche Keime.
Was viele nicht wissen: Bei der Beurteilung der Lebensmittelsicherheit geht es nicht darum aufzuzeigen, wie viel Vitamine z. B. aufgrund langer Transportwege abgebaut werden, sondern ausschließlich um die Frage, ob das Produkt beim Genuss gesundheitsschädlich wirkt oder nicht. Dazu wurde in der EU die Europäische Behörde für Lebensmittelsicherheit, kurz EFSA,[29] eingerichtet. Produkte, die den Kriterien der Genusstauglichkeit nicht entsprechen, werden entweder nicht auf den Markt gebracht oder über Rückholaktionen vom Markt genommen. Die einzelnen Länder haben hierzu Lebensmittelwarnstellen eingerichtet, z. B. in Österreich die Agentur für Ernährungssicherheit[30] oder in Deutschland das Bundesamt für Verbraucherschutz und Lebensmittelsicherheit.[31] Für Untersuchungen im Labor stehen als Referenzwerte die mikrobiologischen Richt- und Warnwerte der Deutschen Gesellschaft für Hygiene und Mikrobiologie zur Verfügung.[32]
Den besten Schutz vor verdorbenen Lebensmitteln stellt das eigene Immunsystem dar. Ein gut trainiertes Immunsystem hält vieles aus. Ob die unzähligen Vorschriften zur Hygiene und Desinfektion das Problem der Lebensmittelinfektionen nicht noch weiter verschärfen, sei dahingestellt. Im Bereich des Antibiotikaeinsatzes in der Tiermedizin, Lebensmittelproduktion und Humanmedizin sieht man, dass sich aufgrund des übermäßigen Einsatzes multiresistente Keime gebildet haben, d. h. Keime, die sich durch kein weiteres Antibiotikum besiegen lassen, in der Umgangssprache u. a. als „Krankenhauskeim" bekannt.[33] Aber es gibt auch eine gute Nachricht. Ein intaktes Immunsystem hält selbst diesen Keimen stand.

Warum verderben Lebensmittel?

Im Wesentlichen gibt es vier Arten von Verderb.

1) **Befall mit tierischen Schädlingen:** Besonders jene, die gerne Bio-Lebensmittel einkaufen, haben vielleicht schon Bekanntschaft mit tierischen Gesellen gemacht. So eklig die Tierchen sein mögen, sie zeigen uns, dass das Lebensmittel an und für sich sehr gut sein muss, denn sonst würden sie sich dort nicht ansiedeln. Leider können Schädlinge Krankheitserreger übertragen und durch ihren Kot Gifte hinterlassen. Daher sollten von Schädlingen befallene Lebensmittel ausnahmslos

ausgemistet werden. Aber nicht in der Wohnung, sondern möglichst in der freien Natur, denn wenn Motten & Co ihr Plätzchen in der Küche gefunden haben, hilft oft nur noch der Kammerjäger. Daher besonders bei Trockenlebensmitteln immer vor dem Öffnen die Packung auf möglichen Schädlingsbefall überprüfen. Lässt sich der Inhalt nicht erkennen, dann die Packung vorsichtshalber im Freien öffnen. Zu den bekanntesten Lebensmittelschädlingen zählen Korn- und Reiskäfer, die sich auf Getreide und Getreideprodukten ausbreiten, wie z. B. Nudeln, Backobstmilben auf Trockenfrüchten und anderen süßen Speisen, Küchenschaben, auch Kakerlaken genannt, fressen besonders gerne stärkehaltige Lebensmittel, z. B. Mehl. Motten zählen zu den Allesfressern und nisten sich selbst hinter Küchenschränken ein. Fliegen naschen ebenfalls gerne an allem Möglichen, wobei es unterschiedliche Arten von Fliegen mit unterschiedlichen Geschmacksvorlieben gibt. Wenn Ihre Küche von unliebsamen Insekten heimgesucht wurde, können Sie als Sofortmaßnahme z. B. einen Ungezieferspray mit Sofort- und Langzeitwirkung anwenden. Dieser tötet nicht nur vorhandene, sondern auch neu geschlüpfte Insekten ab und verhindert damit deren Ausbreitung. Lassen sich die Schädlinge selbst durch einen Kammerjägereinsatz nicht beseitigen, so kann der Abbau der Küche nötig sein, um die Nester hinter den Schränken zu finden.

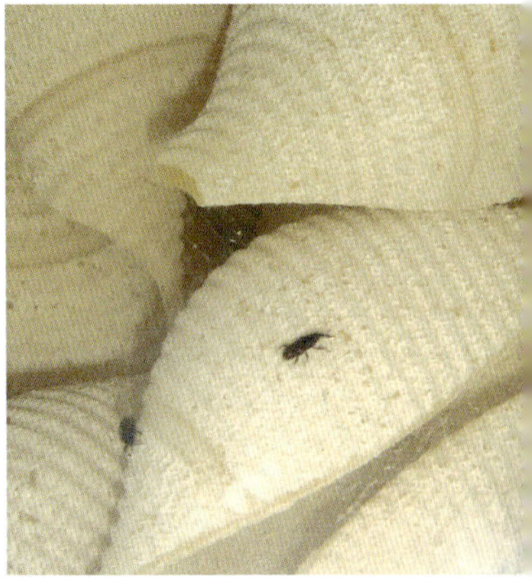

Kornkäfer auf Nudeln

Tipp
Spinnen fressen unliebsame Gäste und fungieren damit quasi als Bio-Schädlingsbekämpfung!

2) **Veränderungen durch physikalische Ursachen:** Egal ob Licht, Temperatur, Lagerzeit oder Luftfeuchtigkeit, die Physik spielt beim Lebensmittelverderb eine entscheidende Rolle. Öle verderben z. B. vergleichsweise rasch, wenn sie warm und nicht in einer dunklen Flasche gelagert werden, Tiefkühlgemüse verliert bei zu langer Lagerung Farbe und Aroma, Brot trocknet aus oder wird zäh, wenn sie es im Kühlschrank lagern.

3) **Veränderungen aufgrund von enzymatischem Abbau, also biochemischen Veränderungen:** Manche haben vielleicht noch in der Schule gelernt, dass man Gemüse vor dem Tiefkühlen blanchieren muss, um die Enzyme abzutöten, die für einen raschen Verderb sorgen. Viele Lebensmittel verlieren u. a. Farb- und Aromastoffe durch enzymatischen Abbau oder werden einfach ranzig, so wie z. B. Butter.

4) **Verderb aufgrund von Bakterien, Schimmelpilzen, Hefen & Co:** Mikroorganismen sind allgegenwärtig. Egal ob in der Luft, auf der Arbeitsfläche, auf der Hand, am Messer oder an den Mundwerkzeugen der Fruchtfliege, die es sich in der Obstschale gemütlich macht, alle Varianten sorgen für eine perfekte Übertragung von Mikroorganismen. Stimmen die Bedingungen, dann beginnen die Mikroorganismen das Lebensmittel zu zersetzen, und es entstehen Fäulnis, Gärung oder Schimmel. Einige wenige Mikroorganismen produzieren zudem hochgiftige Stoffwechselprodukte, z. B. das nervenlähmende Bakterium Clostridium botulinum das Gift Botulinumtoxin.[34] Ein Clostridienbefall in Konservendosen lässt sich z. B. durch eine Bombage, also ein Aufblähen der Dose erkennen. Aber nicht jede Bombage geht automatisch mit einem Clostridienbefall einher. Ob und wie rasch sich Mikroorganismen vermehren können, hängt wesentlich von der Wasseraktivität ab. Liegt Wasser vor, das nicht gebunden ist, so haben Mikroorganismen ein leichtes Spiel, z. B. in frischem Mozzarellakäse. Wird Wasser gebunden, z. B. durch Salz, so ergibt sich eine konservierende Wirkung, so wie das z. B. bei Parmesan der Fall ist, der wesentlich länger hält als der wasserreiche und vergleichsweise salzarme Mozzarella. Mit der Messung durch Wasseraktivitätssensoren kann bereits während der Herstellung Einfluss auf das ungebundene Wasser genommen werden.[35]

Sonderfall infektiöse Mikroorganismen, wie z. B. Salmonellen oder EHEC: Infektiöse Mikroorganismen lassen sich durch entsprechendes Erhitzen abtöten. Zu bedenken ist dabei allerdings, dass allein durch die bloße Berührung des kontaminierten Lebensmittels eine Keimverbreitung in der Küche stattfinden kann. Wenn Sie z. B. Hühnerkeulen zubereiten, auf denen Salmonellen haften, dann sterben die Salmonellen zwar im Fleisch beim Garen ab, aber auf dem Schneidbrett, auf dem die Hühnerkeulen gewürzt wurden, auf dem Wasserhahn, der mit der schmutzigen Hand bedient wurde, am Geschirrtuch etc. können Salmonellen überleben. Arbeiten Sie daher am besten bei problematischen Lebensmitteln mit Einmalhandschuhen, die Sie nach der Zubereitung so ausziehen, dass jeweils die äußeren Seiten innen liegen. Also zuerst den ersten Handschuh von hinten nach vorne abrollen und dann mit der sauberen Hand den zweiten Handschuh über den schmutzigen rollen. Fassen Sie den Wasserhahn mit dem Ellenbogen an, verwenden Sie Schneidbretter und Messer, die Sie anschließend bei mindestens 72 °C im Geschirrspüler oder in kochend heißem Wasser reinigen können und trocknen Sie sich die Hände falls nötig mit einem Küchenpapier oder einem Geschirrtuch ab, das Sie nachher auskochen können.[36]

Sonderfall Schimmel: Nicht verzehrbare Schimmelpilze sondern Giftstoffe aus und machen damit das Lebensmittel ungenießbar. Daher sollten verschimmelte Lebensmittel nicht gegessen werden, selbst wenn Sie das verschimmelte Stück wegschneiden, denn so wie im Wald sich das Pilzmyzel weitum verbreitet, wachsen auch bei Lebensmitteln die fadenförmigen Zellen der Pilze, also die Hyphen, direkt in das Produkt hinein, ohne dass man diese mit freiem Auge erkennt. Leider lassen sich Schimmelpilze und deren Gifte selbst durch Verkochen nicht abtöten. Allerdings gibt es zwei Lebensmittel, die so trocken sind, dass Schimmelpilze kaum eine Lebensgrundlage zum Wachsen finden. Bei diesen Produkten können Sie den Schimmel tatsächlich wegschneiden und das restliche Produkt genießen. Das trifft zum einen auf Hartkäse zu, z. B. Parmesan, und zum anderen auf Tiroler Speck (geräucherter Rohschinken). Die AGES empfiehlt mindestens ½ Zentimeter wegzuschneiden,[37] allerdings nur, wenn sich der Schimmel auf der Oberfläche befindet, ansonsten muss das gesamte Produkt entsorgt werden.
Warum wächst Schimmel? Jedes Lebensmittel enthält mehr oder weniger Wasser. Während der Lagerung verdunstet ein Teil des Wassers. Kann dieses Wasser nicht entweichen, z. B. weil das Produkt in einem Plastikbeutel gelagert ist, so bildet sich Schimmel. Es ist daher wichtig, die Feuchtigkeit in irgendeiner Form zu beseitigen, z. B. durch häufiges Lüften der Brotdose, oder zu binden, z. B. indem man die Karotten aus dem

Faustregel
Wenn folgende Eigenschaften zutreffen, dann ist das Produkt auf jeden Fall reif für die Tonne: aufgeblähte oder rostige Dosen, muffiger Geruch, ranziger Geschmack, Schimmel (außer Edelschimmel auf dafür vorgesehenen Produkten, z. B. Blauschimmelkäse), andere Konsistenz als gewohnt, z. B. fädenziehend, schmierig, Insektenbefall[25].

Plastikbeutel nimmt und in eine Kühlschrankbox füllt, die man mit Küchenpapier auskleidet, so wird die Feuchtigkeit vom Papier aufgesogen. Wechselt man das Papier mindestens einmal pro Woche, hat Schimmel kaum eine Chance. Fazit: Jedes Produkt gibt Feuchtigkeit ab. Diese darf nicht am Produkt haften bleiben, sonst entsteht Schimmel. Bei Trockenlebensmitteln, wie z. B. Nudeln, stellt Schimmel meist kein Problem dar, da diese Lebensmittel nur noch sehr wenig Feuchtigkeit verlieren. Aber Achtung! Wenn Sie Feuchtigkeit zu den trockenen Produkten bringen, z. B. weil Sie die Gewürze aus der Dose direkt über dem dampfenden Kochtopf ins Gericht streuen, kann auch in einem scheinbar trockenen Produkt Schimmel wachsen.[37]

Was tun, wenn Sie ein verschimmeltes Produkt im Kühlschrank finden? Werfen Sie die verschimmelten Produkte weg, leeren Sie den Kühlschrank aus und wischen Sie jeden Winkel mit einem in wenig Wasser und reichlich Chlor getränktem Tuch aus. Chlorreiniger bekommen Sie im Drogeriemarkt. Denn sitzen Schimmelsporen einmal im Kühlschrank, begeben sie sich laufend auf die Suche nach Nahrung.

Bedenken Sie, dass nicht nur verdorbene Ware krank machen kann, sondern auch frische. Es gibt genügend Produkte, die bei übermäßigem Verzehr zu Gesundheitsschäden führen können, z. B. Junkfood. Für diese Form der Gesundheitsschädigung ist die Lebensmittelverordnung nicht zuständig. Das heißt, das Lebensmittelgesetz sagt nichts über den Gesundheitsgrad eines Lebensmittels aus! Dieser Aspekt wird im Gesetz wie

Tipps

- Wenn Sie hin und wieder versehentlich ein verschimmeltes Produkt essen, z. B. weil Sie einen kleinen Schimmelfleck am Obst übersehen, dann wird es kaum zu einem Leberschaden führen. Wenn Sie aber dauerhaft zu verschimmelter Ware greifen, dann können sehr wohl Gesundheitsschäden auftreten
- Durch Garen können Sie den häufigsten Keimen den Garaus machen, einzig Schimmelpilze überleben den Kochtopf. Wenn also ein Produkt nach sensorischer Überprüfung keine Mängel aufweist, Sie aber trotzdem ein ungutes Gefühl haben, dann verkochen Sie das Lebensmittel, denn damit töten Sie die gängigsten Erreger zuverlässig ab. Wenn Sie allerdings am Produkt Schimmel entdecken, dann muss es in den Müll, denn Schimmel lässt sich durch herkömmliches Kochen nicht abtöten, dazu wären weit höhere Temperaturen nötig.

folgt festgehalten: „*Die möglichen Folgen eines übermäßigen oder unvernünftigen Genusses eines Lebensmittels bzw. Gebrauches einer sonstigen in den Rahmen des LMSVG* [Lebensmittelsicherheits- und Verbraucherschutzgesetz, Anm. d. Verf.] *‚fallenden Ware führen nicht zur Beurteilung als ‚gesundheitsschädlich'.*"[36]

Achtung!
Sie sind schwanger, krank, nehmen Immunsuppressiva, sind älter oder verpflegen ein Baby oder Kleinkind, dann riskieren Sie im Zweifelsfall nichts.

Neue Trends zum Schutz vor Lebensmittelverderb

Um Lebensmittel vor äußeren Einflüssen besser zu schützen, entstand vor einigen Jahren die Idee von „Schutzüberzügen" (edible films/coatings), also essbaren Hüllen, mit denen man Lebensmittel überzieht, um deren Haltbarkeit zu erhöhen. Unter diese Schutzhülle lassen sich weitere Substanzen packen, z. B. Konservierungsmittel. Rechtlich ist das Thema noch nicht ganz ausgegoren, aber in Zukunft wird man sich darüber als Konsument wohl Gedanken machen müssen.[38] Einen anderen Ansatzpunkt stellt die Beschichtung von Oberflächen dar, z. B. in Form von Verpackungen, die Mikroorganismen die Lebensgrundlage erschweren. Hierzu gibt es ein EU-Projekt unter der Leitung der technischen Universität Graz.[39] Etwas gewöhnungsbedürftig wirkt die Idee von Farbpigmenten im Nanobereich, also winzig kleinen Farbpartikeln, die man Lebensmitteln zusetzt, z. B. in und auf Milchpackungen, um mittels rotem, gelbem oder grünem Farbumschlag dem Konsumenten zu zeigen, ob sein Produkt noch genießbar ist oder nicht.[40] Diese und viele weitere Ansatzpunkte werden verfolgt, um dem Lebensmittelverderb vorzubeugen. Dass man ähnliche Effekte allein durch ein Umdenken beim Einkauf und der Lagerung erzielen könnte, lässt sich zumindest erhoffen.

Wie gesund sind nicht mehr ganz so frische Lebensmittel?

Irgendwann hat jeder gehört, dass man Lebensmittel ganz frisch genießen soll, denn dann enthalten sie den höchsten Anteil an Vitaminen. Bezogen auf die Vitamine stimmt diese Theorie. Aber in einem Lebensmittel stecken noch viele andere gesunde Stoffe, und diese sind weit robuster, als man das annehmen möchte. Sehr stabil zeigen sich beispielsweise die Ballaststoffe, die wichtig sind, um die Verdauung in Schuss zu halten, das Immunsystem zu stärken und die Sättigung zu fördern. Ebenfalls sehr stabil verhalten sich die Mineralstoffe, wie z. B. Eisen, Kalzium und Magnesium. Die Grundnährstoffe Eiweiß, Fett und Kohlenhydrate bleiben ebenfalls zur Gänze erhalten. Es spricht also nichts dagegen, z. B. eine Paprika zu essen, die schon etwas runzelig ist, also Wasser verloren hat. Aufgewertet mit ein paar frischen Kräutern oder einem Stück Obst als Nachtisch kann das Vitaminmanko wieder wettgemacht werden. Abgesehen davon gibt es keinen Grund, die etwas runzelige Paprika zu verschmähen, das weit trockenere Paprikapulver aber häufig zu verwenden. Ähnliches gilt für Ingwer oder Knollensellerie, der oft in Suppenpulvern zu finden ist.

Allgemeine Tipps zur Lagerung – so beugen Sie einem Lebensmittelverderb vor

Für frische Ware gibt es im Prinzip vier Möglichkeiten der Lagerung, wenn man die unzähligen Konservierungsmethoden ausnimmt:

- Kühlschrank
- Tiefkühler
- Küchenschrank oder zimmerwarmer Vorratsraum („Speis")
- Keller oder kalter Vorratsraum

Aufbewahrung im Kühlschrank

Wie einräumen? Räumen Sie den Kühlschrank nicht zu voll ein, die Luft soll für eine gute Kühlung zirkulieren können.
Welche Temperatur? Kontrollieren Sie immer wieder einmal die Kühlschranktemperatur. Legen Sie dazu ein einfaches Thermometer, das es in vielen Krims-Krams-Läden für wenig Geld zu kaufen gibt, in den Kühlschrank. Unter 4 °C wäre ideal, unter 5 °C noch akzeptabel. Häufiges Öffnen der Tür oder langes Offenhalten führen zu einer wärmeren Kühlschranktemperatur und damit einem schnelleren Lebensmittelverderb. Laut einer AGES-Untersuchung ist fast jeder zweite Kühlschrank zu

warm, und nicht einmal jeder zweite weiß, welche Temperatur optimal wäre. Kein Wunder, dass die Kühlschranktemperatur daher nur bei jedem Dritten im Normbereich liegt.[41]

Hygiene: Im Kühlschrank sollte es immer blitzsauber sein. Reinigen Sie daher den Kühlschrank mindestens einmal pro Woche. Ein kurzes feuchtes Herauswischen mit Essigwasser beugt Gerüchen, Schimmel etc. vor. Gestank im Kühlschrank ist ein Zeichen, dass Sie entweder stark riechende Lebensmittel eingekauft haben oder die Kühlschrankhygiene ausbaufähig ist.

First in – first out: Verbrauchen Sie das, was Sie zuerst gekauft haben, auch wieder als erstes. Wer neue Ware vor die alte stellt, hat irgendwann eine Fülle an verdorbenen Lebensmitteln.

Kühlschrank-Technik

Es gibt mehrere Varianten, wobei Variante 1 die Ware am längsten frisch hält.

1) **Kühlschränke mit zusätzlichen Kälte-Schubladen** (Bio-fresh-Fach, 0-Grad-Zone), die eine besonders lange Haltbarkeit garantieren. Dort herrschen noch tiefere Temperaturen als im Rest des Kühlschranks. Zusätzlich erfolgt bei manchen Geräten eine Anpassung der Luftfeuchtigkeit. Diese Kühlschränke sind ein Muss in einem neuen und modernen Haushalt. Welke Salate, Schimmel am geöffneten Sauerrahm, verdorbene Eier oder verschimmelte Wurst sind in so einem Kühlschrank fast unmöglich, außer Sie lagern die Produkte viel zu lange. Salate halten in den Kälte-Schubladen bei guter Reinigung des Kühlschranks oft bis zu 14 Tage, im herkömmlichen Kühlschrank welken sie meist schon am nächsten Tag.
2) **Kühlschränke, die eine herkömmliche Gemüseschublade (Kellerfach) aufweisen.** Diese Kühlschränke halten zwar schön kühl, aber kommen bei Weitem nicht an die oben beschriebenen kalten Temperaturen heran. Vor allem die Gemüseschubladen bieten nur eine sehr begrenzte Haltbarkeit. Im Prinzip entspricht die Lagerung in diesen Schubladen einer Lagerung im Keller. Damit die Ware trotzdem nicht so schnell verdirbt, können Sie z. B. Salat mit feuchtem Küchenpapier umwickeln und in eine Vorratsdose oder einen Frischhaltebeutel stecken. So bleibt der Salat ca. 2 Tage frisch.
3) **Kühlschränke, die noch zusätzlich über ein oder mehrere Gefrierfächer verfügen.** Achtung! Nur 4-Sterne-Gefrierfächer gefrieren auch tatsächlich so wie ein herkömmlicher Gefrierschrank. In 3-Sterne-Fächern oder weniger hält Tiefgekühltes deutlich kürzer.

Dazu gibt es bei manchen Kühlschränken Sonderfunktionen, wie z. B. ein schnelles Herabkühlen. Vorteilhaft, wenn man einmal sehr viel eingekauft hat und damit die Kühlschranktemperatur nach oben rutscht, man Warmes hineinstellen möchte oder die Tür zu oft aufgemacht wurde. Luxusvarianten verfügen über Hightech-Elemente, die einem z. B. am Smartphone zeigen, was noch im Kühlschrank ist und wie lange diese Ware hält. So sollen Fehlkäufe reduziert werden.

Wohin gehört im Kühlschrank was?

Neue Kühlschränke verfügen teils über Systeme, die es ermöglichen, das Kühlgut dorthin zu stellen, wo sich gerade ein Platz findet, denn die Kälte wird in diesen Kühlschränken gleichmäßig verteilt. In allen anderen Kühlschränken gibt es Temperaturzonen vergleichbar mit einer Sauna. Unten ist es am kältesten, oben am wärmsten, da die warme Luft aufsteigt. Umgelegt auf den Kühlschrank bedeutet dies Folgendes:

- Die **kältesten Temperaturen** erreichen Sie in der Kälteschublade (siehe oben), dort bleiben alle Lebensmittel am längsten frisch. Bei herkömmlichen Kühlschränken finden Sie die kältesten Temperaturen direkt über dem Gemüsefach. Die kalten Zonen eignen sich perfekt für die Aufbewahrung von leicht Verderblichem, z. B. Fleisch, Wurst, Fisch, frische Hefe (Germ), aber auch für ungeöffnete oder angebrochene Milchprodukte, z. B. offene Sauerrahm- und Joghurtbecher, Aufstriche oder nicht kälteempfindliche Obst- und Gemüsesorten.
- Die **wärmsten Temperaturen** weisen das oberste Fach und die Tür auf. Es herrschen ideale Bedingungen für Butter (bleibt streichfähiger), Eier, geöffnete Marmelade, Getränke, Senf, Ketchup, Mayonnaise, Hartkäse (bleibt aromatischer), kälteempfindliches Obst und Gemüse.
- **Durchschnittstemperatur** herrscht in der Mitte des Kühlschranks. Hier lagern Sie am besten alle flüssigen Milchprodukte, wie z. B. Joghurt, Buttermilch, Sojaprodukte und kälteempfindliches Obst oder Gemüse.
- Nur sehr wenig gekühlt werden die Lebensmittel im **Gemüsefach (Kellerfach)** eines herkömmlichen Kühlschranks. Geben Sie daher nur kälteempfindliche Gemüse-, Obstsorten und Kartoffeln in dieses Fach.

Tipps

- Benötigen Sie nur selten ein Ei, stellen Sie die Packung in die kalte Zone.
- In Kühlschrankboxen oder Schraubverschlussgläsern bleiben die meisten Lebensmittel länger frisch.

Kälteempfindliches Gemüse: Karotten, Zucchini, Gurken, Auberginen, Tomaten, Kürbis, exotisches Gemüse; zu kalte Lagerung rächt sich bei Karotten, Zucchini und Gurken mit einem bitteren Geschmack.

Kälteempfindliches Obst: Exoten.

Nicht in den Kühlschrank sollen Zwiebeln, Knoblauch, Kürbis, Bananen, diese halten in einem kühlen Kellerraum am besten.

Angeschnittenes kälteempfindliches Obst oder Gemüse darf sehr wohl in den Kühlschrank. Es sollte dann nur luftdicht verschlossen, eher im oberen Bereich gelagert und alsbald verbraucht werden.

Aufbewahrung im Tiefkühlschrank

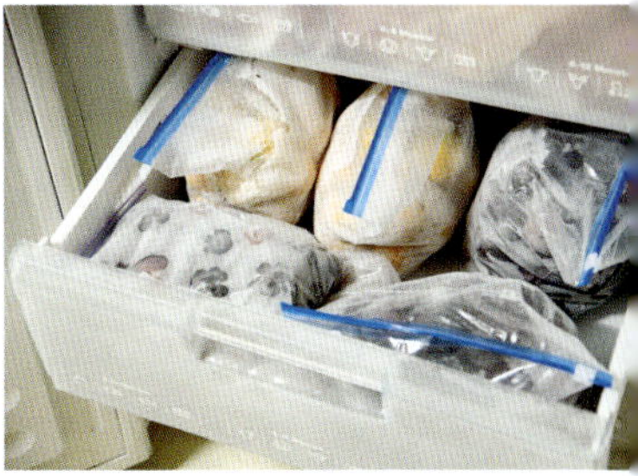

Gut verpackte Tiefkühlware

Welche Temperatur? Die Temperatur im Tiefkühler sollte nie über –18 °C steigen, das entspricht einem 4-Sterne-Fach.[42]

Wie füllen? Der Gefrierschrank kann ordentlich vollgepackt werden. Je gefüllter der Gefrierschrank, desto energieeffizienter. Vergessen Sie nicht auf die Beschriftung. Das Datum des Einfrierens und der Produktname sollten immer auf der Verpackung zu finden sein. Verwenden Sie zum Beschriften der Verpackung Etiketten, Kugelschreiber oder Tiefkühlmarker, keine klassischen Permanent-Marker, denn sonst kann es passieren, dass sich die Beschriftung löst und Sie im Tiefkühler oder auf der Hand überall Farbflecken haben. Füllen Sie nur kalte Speisen in den Tiefkühler, keine warmen, sonst bildet sich Kondenswasser, das zu großen Eiskristallen friert.

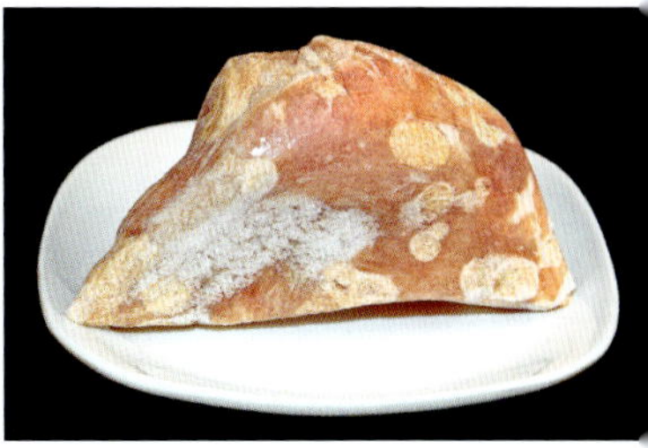

Fleisch mit deutlichen Gefrierbrandspuren (weiße Flecken)

Welche Verpackung? Gefrierbrand? Achten Sie beim Tiefkühlen auf eine luftdichte Verpackung, Jausenbeutel sind z. B. zu dünn, d. h. zu luftdurchlässig. Damit verdirbt das Gefriergut rascher, und es kann zudem Gefrierbrand entstehen. Dabei handelt es sich zwar um ungefährliche, aber nicht mehr genießbare, ausgetrocknete, weiße oder farblich hellere Stellen. Sollte das doch einmal passieren, schneiden Sie die trockenen Stellen weg, der Rest ist genießbar.[43]

Große Mengen auf einmal tiefkühlen? Sie möchten mehrere Kilo Ware auf einmal tiefkühlen, z. B. ein Fleisch-Mischpaket oder die Ernte aus dem Garten? Drehen Sie den Tiefkühler bereits am Vortag auf die maximale Stufe hoch. Verteilen Sie das Gefriergut im Gefrierschrank, denn wenn Sie alles übereinanderlegen, kann es passieren, dass es bis zum vollständigen Durchfrieren viel zu lange dauert und das Produkt verdirbt, insbesondere Fleisch und Fisch.

Kühlkette: Achten Sie beim Kauf von Tiefkühlware darauf, dass diese nicht auftaut, die Kühlkette also nicht allzu lange unterbrochen wird. Nehmen Sie am besten eine Tiefkühlbox zum Einkauf mit, vor allem im Sommer.[44] Leicht Angetautes können Sie problemlos wieder tiefkühlen, denn den meisten Krankheitserregern ist es zur Vermehrung zu kalt. Die geschmackliche Qualität kann dadurch allerdings etwas beeinträchtigt sein, z. B. Gemüse matschig werden. Aufgetaute Ware sollte nicht mehr in den Tiefkühler, denn die Gefahr, dass sich Krankheitserreger explosionsartig vermehrt haben, ist gegeben. Garen Sie diese Produkte komplett durch, damit töten Sie mögliche Keime ab. Gegart kann das Produkt wieder tiefgefroren werden.

Wie auftauen?

Lassen Sie Tiefkühlware am besten im Kühlschrank auftauen, dann vermehren sich etwaige Keime nicht so gut. Bei Fleisch- und Fischverpackungen können Sie mit einem Spieß oder einer Nadel ein paar Löcher auf die Unterseite der Packung stechen, die Packung in ein Sieb stellen und dieses in eine Schüssel setzen. So kann das Auftauwasser abtropfen.[43]

Einfrieren von Flüssigkeiten: Wenn Sie Flüssigkeiten, z. B. Milch, püriertes Gemüse oder Pesto in Schraubverschlussgläsern einfrieren, denken Sie daran, dass sich Flüssigkeiten beim Gefrieren ausdehnen. Füllen Sie daher das Glas nur zu gut ¾ voll und schrauben Sie den Deckel erst auf das Glas, wenn der Inhalt gefroren ist, also am nächsten Tag.

Welche Lebensmittel sich tiefkühlen lassen, erfahren Sie in den einzelnen Kapiteln.

Aufbewahrung von Trockenlebensmitteln und getrockneten Kräutern

- Kontrollieren Sie, wenn möglich, das Produkt vor dem Öffnen durch das Sichtfenster, sofern dieses vorhanden ist. Damit können Sie etwaigen Insektenbefall erkennen und damit die Packung zurückgeben oder entsorgen, noch bevor Sie das Produkt öffnen.
- Füllen Sie Trockenlebensmittel sofort nach dem Öffnen in luftdichte Behälter um, denn so können sich Schädlinge, die erst später schlüpfen, z. B. Lebensmittelmotten, nicht in der gesamten Küche oder Wohnung verbreiten.
- Schütten Sie Trockenlebensmittel niemals direkt aus der Vorratsdose in ein dampfendes Gericht. Der Wasserdampf setzt sich sonst in der Vorratsdose fest und lässt das Produkt schimmeln oder vorzeitig verderben.
- Trockenlebensmittel können im Küchenschrank gelagert werden. Jene, die Sie nur selten verwenden, finden in einer kühlen Speisekammer einen besseren Platz. Ganz selten genutzte Trockenware, z. B. Mohn, der nur alle paar Monate einmal den Germknödel verfeinern darf, lässt sich gut im Tiefkühler aufbewahren und bei Bedarf direkt daraus verwenden. Auch Flocken, z. B. Haferflocken, Mehl, z. B. Vollkornmehl, Trocken-Müslimischungen, Brösel, Nüsse, Samen, z. B. Sonnenblumenkerne und Kokosflocken, können Sie problemlos tiefkühlen und ohne Auftauen direkt aus dem Tiefkühler verwenden.
- Füllen Sie fettreiche Trockenlebensmittel, wie z. B. geriebene Nüsse oder Kokosflocken, nicht in Plastikdosen, sondern in Glas oder Porzellan. In Plastik verderben fettreiche Produkte schneller, da Plastik ätherische Öle absorbiert.

Faustregel
Ein luftdichter Verschluss ist bei Trockenprodukten wichtig, da sich ansonsten etwaige Schädlinge in der gesamten Küche ausbreiten können. Zudem verhindert ein luftdichter Verschluss den vorzeitigen Verderb. Sollten Sie eine größere Menge Trockenvorräte lagern wollen, bevorraten Sie diese dunkel und kühl, aber nicht im Kühlschrank, am besten in einem kühlen, trockenen Vorrats- oder Kellerraum. Selten Genutztes darf auch in den Tiefkühler und hält dort meist mindestens 1 Jahr.

Entsorgung von verdorbenen Lebensmitteln – wohin gehört was?

Was darf in den Restmüll?

Was in den Restmüll darf, ist je nach Ort unterschiedlich geregelt und richtet sich nach der Müllverwertung der jeweiligen Gemeinde. Mancherorts darf sehr viel in die Restmülltonne, z. B. in Wien,[45] andernorts sehr wenig, z. B. in Salzburg.[46] Oft findet man den Wegweiser zum Mülltrennen online auf der Website der zuständigen Behörde oder Abteilung. Ansonsten können Sie auch im Wertstoffhof nachfragen.

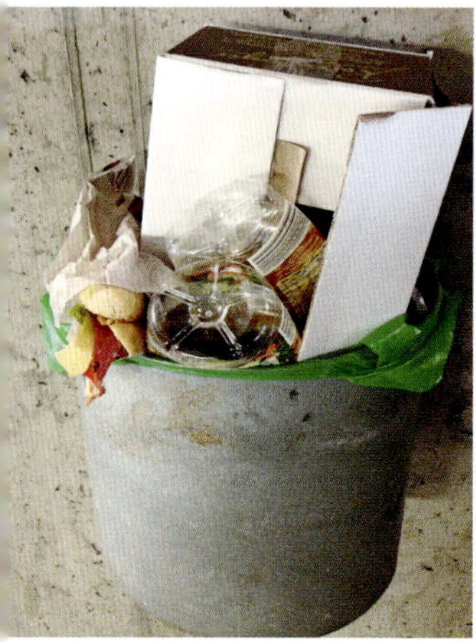

Sandwich in der Mülltonne

Wenn es in Ihrer Gemeinde nicht erlaubt ist, Lebensmittel in den Restmüll zu werfen, sollten Sie dies auch vermeiden, denn sonst enthält der Müll zu viel organisches Material, das in der Entsorgung zu Problemen führen kann. Packen Sie in diesem Fall auch noch verpackte Lebensmittel aus und trennen Sie die Ware von der Verpackung. Dabei die Lebensmittel und die Verpackung entsprechend den örtlichen Vorgaben getrennt entsorgen.

Kompost: Sie können alle Küchenabfälle auf dem Kompost entsorgen, mit Ausnahme von Gemüse und Obst, das einen Pilzbefall, z. B. Fruchtmonilia oder sonstige Schädlinge, z. B. Maden, aufweist. Denn diese Erkrankungen oder Schädlinge können sich am Kompost und damit im Garten wunderbar weiter vermehren. Bei tierischen Abfällen, z. B. Knochen, Wurst, Fleisch, Fisch, Käse oder Eiern kann es passieren, dass diese Ratten und Mäuse anlocken, auch Reste von gekochten Speisen dienen als delikate Futterquelle für ungebetene Tiere. Die Schalen von Zitrusfrüchten, exotischen Früchten, Bananen und anderem Obst, das nicht aus Bio-Anbau stammt, sollte ebenfalls nicht auf den Kompost, da sie sonst den Kompost mit Chemikalien, wie z. B. Oberflächenbehandlungsmitteln, die nicht zum Verzehr geeignet sind, verschmutzen. Auf keinen Fall dürfen Öle und Fette auf dem Kompost landen, denn diese verunreinigen kostbares Wasser.

Biotonne: Was in die Biotonne darf und was nicht, gibt der örtliche Entsorger bekannt. Fragen Sie daher am besten nach, bevor Sie das erste Mal Ihre Tonne befüllen. Z. B. dürfen mancherorts Reste von Fleisch und Fisch in der Biotonne entsorgt werden, andernorts ist dies strikt verboten. Große Mengen tierischer Abfälle müssen immer im Tierkörper-Sammelcontainer entsorgt werden.

Altöl sammeln Sie am besten in einem Ölkübel („Öli"), einer alten Ölflasche oder einem alten Glas und geben es im Wertstoffhof ab. Schütten Sie Öle und flüssige Fette niemals in den Ausguss, in die Biotonne oder auf den Kompost. Öl verschmutzt kostbares Wasser und lässt Rohre verstopfen!

Honiggläser immer vor der Entsorgung sauber reinigen, sonst naschen die Bienen im Glascontainer am Honig und können dadurch mit krankmachenden Erregern in Kontakt kommen. Besonders Honig aus dem Ausland kann den heimischen Bienen schaden.

Flüssige Lebensmittel, wie z. B. Saft oder das Wasser von Essiggurken, können Sie ins WC spülen.

Verschimmelte Lebensmittel an Tiere verfüttern? Nein! Schimmel schadet der Gesundheit von Mensch und Tier.[47]

WEGWEISER

verdorben
oder
genießbar?

So verwenden Sie den Wegweiser

Um zuhause einen möglichen Verderb eines Lebensmittels überprüfen zu können, ist der Einsatz Ihrer Sinne nötig. Lebensmittel verderben unterschiedlich. Manche verändern sich optisch, andere beginnen unangenehm zu riechen oder zu schmecken und wiederum andere verändern ihre Konsistenz. In diesem Kapitel finden Sie eine Übersicht, die Ihnen zeigt, mit welchem Ihrer Sinne Sie ein Produkt am besten testen. Sobald eines der angegebenen Merkmale zutrifft, sollte das Produkt nicht mehr genossen werden.
Jene Sinnesorgane, die sich am besten zur schnellen Erfassung eines Verderbs eignen, finden Sie als Symbol beim jeweiligen Kapitel, z. B. genügt beim Öl meistens ein Riechen, beim Käse ein genaues Betrachten.

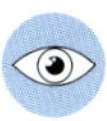 Schauen Sie das Produkt an.

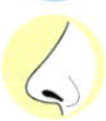 Riechen Sie am Produkt.

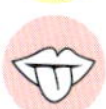 Kosten Sie das Produkt.

Verändert sich ein Produkt bei Verderb kaum, d. h., wenn z. B. ein verdorbenes Lebensmittel genauso oder fast genauso riecht wie ein frisches, so finden Sie den Hinweis „kaum wahrnehmbar".

 Das Symbol steht für eine Veränderung, die aber keinen Verderb darstellt!

 Das Symbol steht für Achtung! Dieses Lebensmittel kann bei Verderb schwere Lebensmittelinfektionen auslösen. Beachten Sie daher die Hinweise im jeweiligen Kapitel. Prinzipiell gilt, dass insbesondere verdorbene Lebensmittel mit einem hohen Eiweißanteil und gleichzeitig viel freiem Wasser, wie z. B. Fleisch oder Fisch, zu schweren Infektionen führen können. Bei gefährdeten Zielgruppen, wie z. B. Kranken, Schwangeren, Stillenden, kleinen Kindern und alten Menschen, ist besondere Vorsicht geboten.

MHD wird als Abkürzung für Mindest-Haltbarkeits-Datum verwendet (vgl. Seite 18).

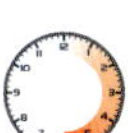 Maximale Zubereitungszeit

Obst und Gemüse

Faustregel
Obst und Gemüse halten gut, allerdings nur, wenn man sie richtig lagert. Es lohnt sich daher, das folgende Kapitel genauer durchzulesen.

Nachfolgend wird der Einfachheit halber von „Früchten" gesprochen, gemeint sind Obst und Gemüse.

Vorbeugen ist besser als wegwerfen – so vermeiden Sie Verderb

Waschen Sie Früchte immer erst unmittelbar vor der Verwendung, denn viele Fruchtsorten verfügen über eine natürliche Schutzschicht, die die Frucht vor Austrocknung und Verderb schützt. Z. B. Äpfel über eine Wachsschicht, manche Pfirsiche über einen haarigen Flaum, Zwetschken, Pflaumen und Trauben oft über einen weißlichen Film, dem sogenannten „Duftfilm". Auch der Stiel sollte als Schutz bis zum Waschen noch dranbleiben.

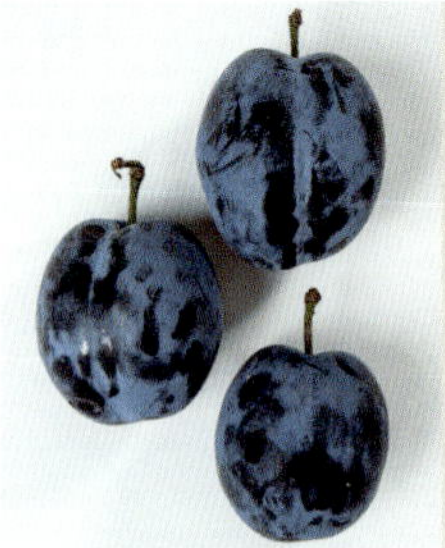

Tipp
Während eine natürliche Schutzschicht problemlos mitverzehrt werden kann, ist bei künstlicher Schutzschicht Vorsicht geboten. Je nach verwendetem Überzugsmittel sollte die Frucht vor dem Verzehr auf jeden Fall gut gewaschen werden. Den Hinweis, ob künstliche Überzugsmittel zum Einsatz kamen, finden Sie auf der Verpackung.

Reifegas Ethylen: Lagern Sie die einzelnen Obst- und Gemüsesorten immer getrennt, denn viele davon verströmen Reifegase, die andere Früchte rascher verderben lassen. Zum Lagern eignen sich die unterschiedlichen Schubladen im Kühlschrank, Kühlschrankboxen oder Tiefkühlbeutel mit Zipp, die Sie immer wieder verwenden können.

Fruchtfliegen lassen Früchte rasch verderben, da die Fliegen bei der Eiablage diverse Keime auf die Früchte übertragen. Abhilfe schaffen eine Schutzhaube und dort, wo sich die meisten Fruchtfliegen befinden, ein kleiner Behälter, z. B. ein alter Joghurtbecher, gefüllt mit einem Fliegenfang-Cocktail, bestehend aus einem Schuss Essig, 1 TL Zucker oder Saft, ½ Glas Wasser und einem Tropfen Spülmittel zum Herabsetzen der Oberflächenspannung.
Grün abschneiden: Radieschen, Karotten, Kohlrabi, rote Rüben – viele Gemüsesorten werden mit Grün angeboten. Schneiden Sie das Grün so rasch wie möglich ab, denn dieses holt sich wertvolle Inhaltsstoffe aus der Wurzel oder Knolle, was diese schneller verderben lässt.

Tipps

- Messen Sie die Größe Ihres Kühlschranks aus und besorgen Sie sich verschließbare Kühlschrankboxen. So können Sie jedes Obst und Gemüse getrennt voneinander lagern. Damit in den Boxen durch die Feuchtigkeit, die aus den Früchten entweicht, nichts zu faulen beginnt, kleiden Sie die Box mit Küchenpapier aus und wechseln Sie dieses einmal wöchentlich.
  Statt Küchenpapier gibt es eine müllschonende Variante, nämlich Geschirrtücher oder alte Leintücher, die Sie sich entsprechend der Boxgröße zuschneiden. Waschen Sie die Tücher bei ca. 95 °C (Kochwäsche) in der Waschmaschine. Verwenden Sie zum Waschen keine stark riechenden Waschmittel und keinen Weichspüler, sonst schmecken und riechen die Früchte danach.
- Wenn Sie ein Produkt schneller reifen lassen möchten, z. B. Avocado, so legen Sie dieses mit ein paar Äpfeln für mindestens 12 Stunden in eine verschließbare Schüssel, z. B. Germteigschüssel. Stellen Sie die Schüssel an einen warmen Ort, z. B. in die Küche.
- Zu viel Obst eingekauft oder im Garten? Verwenden Sie das Obst für Müslis, Smoothies, Obstsalate, Kuchenbelag, Fruchtjoghurt, Eis, Cremen, Marmelade, Obstmus, Kompott oder frieren Sie es ein, um es später für diverse Gerichte, wie z. B. Marmelade, zu verwenden.

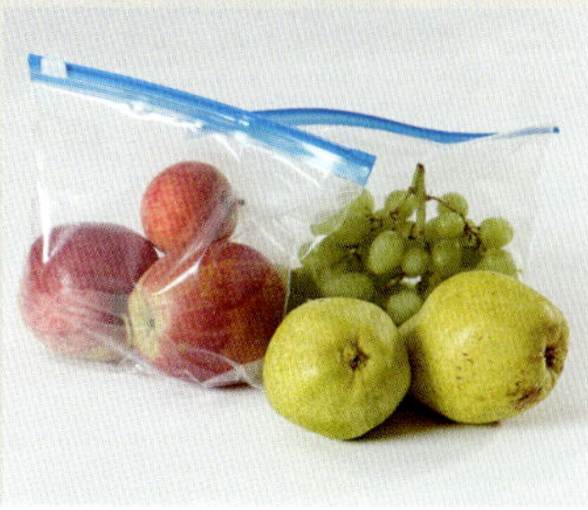

Merkmale eines Verderbs

Faustregel
Als grobe Faustregel gilt: Riechen und schmecken die Früchte angenehm, so sind sie auch genießbar, selbst bei optischen Mängeln.

Optik

- **Fäulnis und Schimmel** (vgl. Abbildung unten: Karotten, Tomaten rechts): Oft findet man in einem Körbchen oder einem Netz ein Stück von einer verdorbenen Frucht. Deshalb muss nicht sofort der gesamte Inhalt entsorgt werden, denn am Baum oder Strauch passiert es auch oft, dass ein faules Stück neben einem guten hängt, z. B. nach längeren Schlechtwetterperioden (vgl. Abbildung rechts: Brombeeren). In diesem Fall erntet man trotzdem den Baum ab und entsorgt die verdorbenen Früchte. Sortieren Sie faule und verschimmelte Früchte sofort aus, waschen und verbrauchen Sie die restlichen Früchte, die sich neben den verdorbenen Früchten befinden, so rasch wie möglich. Werden Früchte in großen Kisten gelagert, z. B. Einlagerungsäpfel oder Einlagerungszwiebeln im Keller, so genügt es, wenn Sie alle

Gemüse, teils verdorben, teils genießbar

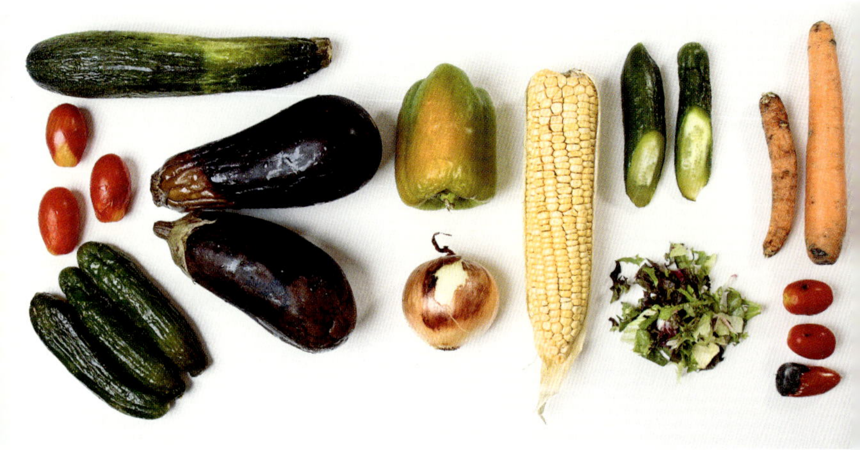

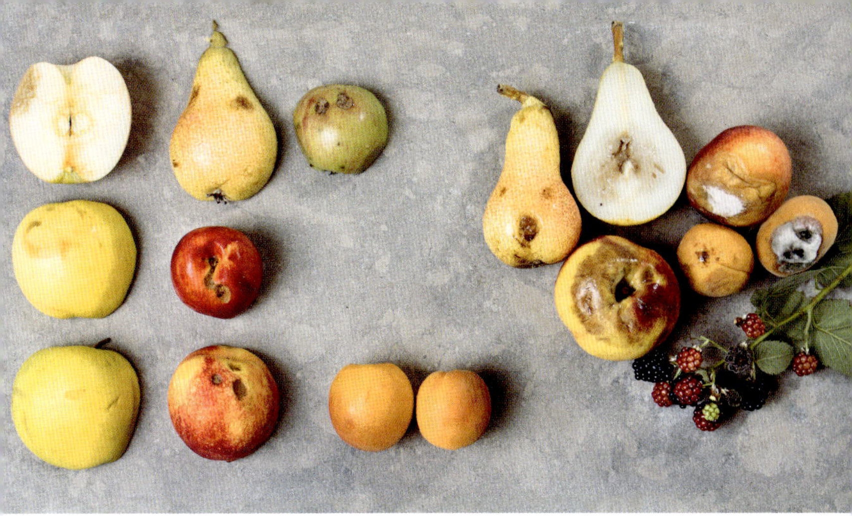

Das Obst auf der linken Seite und in der Mitte ist genießbar, die Birnen ebenfalls, das restliche nicht.

paar Tage die faulen Stücke aussortieren. Ein Waschen der restlichen Stücke ist nicht nötig, da die heimischen Lagerfrüchte zumeist sehr robust sind und wegen einem verdorbenen Stück nicht sofort der gesamte Kisteninhalt verdirbt.

- **Runzeln:** Jede Frucht verliert Wasser, erkennbar daran, dass die Frucht trockener wird und runzelt (vgl. Abbildung S. 40: Kiwi, Nektarine; Abbildung S. 38: Tomaten links, Paprika, Maiskolben). Runzelige Früchte können problemlos weiterverwendet werden. Nur weil etwas schrumpelt, ist es noch lange nicht verdorben. Verwenden Sie Runzeliges zum Kochen oder trocknen Sie es im Dörrapparat oder Backofen weiter. So entstehen z. B. knusprige Apfelchips, Dörrpflaumen oder eine selbstgemachte Suppenwürze.
- **Beschädigtes** (vgl. Abbildung oben: Obst links; Abbildung S. 38: Zwiebel), z. B. Früchte mit Dellen, Druckstellen, Rissen oder Bohrlöchern von Insekten, z. B. Wespen, möglichst noch am selben Tag verwenden, denn diese Früchte sind sehr anfällig für Verderb, aber viel zu schade für den Abfall. Wenn es sich nicht ausgeht, die Früchte sofort zu verwerten, dann schneiden Sie die beschädigten Stellen aus und lagern Sie die angeschnittenen Früchte verpackt im Kühlschrank. So halten die Früchte noch ein bis zwei Tage ohne zu faulen. Auch ein Tiefkühlen ist möglich, allerdings nur bei tiefkühltauglichen Früchten.

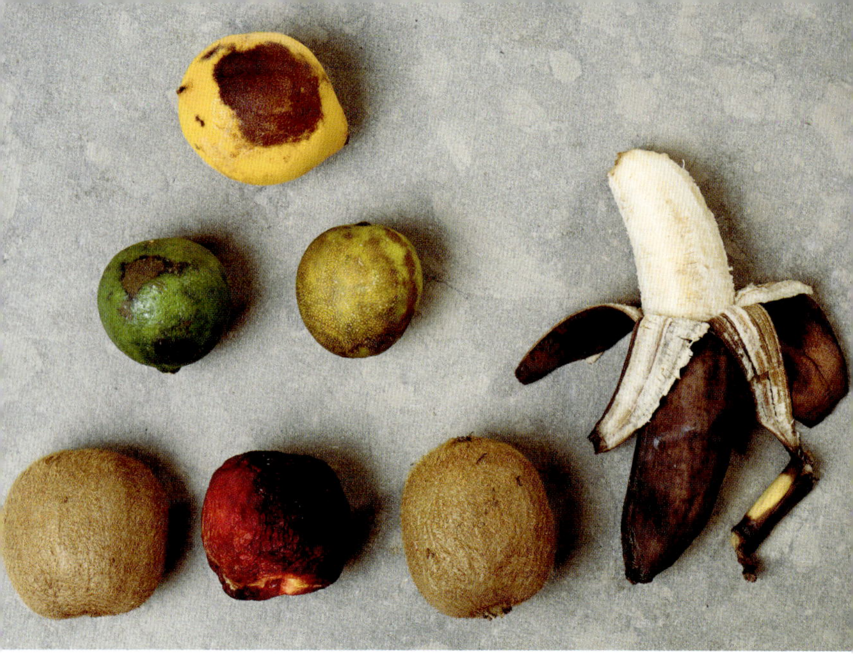

Temperaturschäden an Zitrusfrüchten und Banane, eingetrocknete Nektarine und Kiwi

- **Hagelschäden** zeigen sich bei Früchten oft in vielen kleinen und größeren Vertiefungen, die dann bei einigen Sorten bräunen und verkorken. Hagelschäden stellen kein Problem für die Gesundheit dar, aber eine Eintrittspforte für Verderb. D. h. die Früchte halten nicht so lange und sollten daher rasch verbraucht werden.
- **Insektenbefall:** Ob Wurm im Apfel oder Schnecke im Salat – die kleinen Krabbeltierchen rufen Ekel hervor, sind aber keine Gefahr für uns und lassen sich am liebsten auf Früchten nieder, die keine oder sehr wenige Pestizide abbekommen haben. Entfernen Sie die Insekten und schneiden Sie etwaige betroffene Stellen weg. Den Rest kann man essen. Eines liegt auf der Hand: Das perfekte Aussehen von Obst und Gemüse gelingt nur durch den Einsatz von Pestiziden und Züchtung.
- **Temperaturschäden** (vgl. Abbildung oben: Zitronen, Limetten, Banane; und Abbildung S. 38: Gurke, Zucchini, Aubergine): Früchte mögen es vom Wachstum bis zur Lagerung weder zu kalt noch zu warm. Steigt das Thermometer über ca. 30 °C, so kann es bei Früchten zu einem „Sonnenbrand" kommen, der sich unterschiedlich äu-

ßert. Strauchbeeren, wie Ribiseln oder Stachelbeeren, trocknen aus, werden runzelig und fallen vom Strauch, Äpfel bekommen dunkle, harte Flecken, und beim Eissalat werden die oberen Blätter braun und trocken. Auch zu kalt bekommt den Früchten nicht, insbesondere Südfrüchte und Gurken, Zucchini, Kürbis, Karotten, Avocado, Aubergine, Knoblauch und Zwiebeln sind sehr kälteempfindlich. Rutschen z. B. Gurken im Kühlschrank zu weit nach hinten, so wird das Fruchtfleisch glasig (vgl. Abbildung S. 38: Gurke) und in weiterer Folge die Frucht runzelig und weich. Auberginen verfärben sich braun und runzeln. Zucchini, Gurken und Karotten schmecken nach einem Kälteschock, aber auch nach großer Hitze bitter. Temperaturschäden stellen kein gesundheitliches Problem dar. Betroffene Stellen können ausgeschnitten und die restliche Frucht verzehrt werden, außer bei Früchten, die nach einem Kälteschock bitter schmecken. Bei den Bitterstoffen handelt es sich um Giftstoffe der Klasse Cucurbitacine. Gelblich verfärbte Gurken und Zucchini (vgl. Abbildung S. 38) schmecken auch oft bitter. Einmal ein bitteres Stück zu essen ist nicht lebensbedrohlich, aber auch nicht gesund.

👉 **Wachstumsschäden:** Manchmal kann es passieren, dass Früchte außen schön, aber innen weich und braun sind, so wie z. B. die Birne auf Abbildung S. 39. Das passiert, wenn es z. B. zwischen der Blüte und dem Frühsommer zu nass oder zu trocken war. In diesem Fall kann die Pflanze bestimmte Mineralstoffe nicht so gut aufnehmen. Damit verändert sich das Fruchtfleisch und wird von innen heraus weich und braun. Wenn die Frucht noch angenehm riecht und sich kein Schimmel gebildet hat, so können Sie das unansehnliche Fruchtfleisch mit einem Löffel herausschaben und den Rest genießen. Riecht die Frucht verdorben, so muss sie entsorgt werden.

Geruch

- Schimmlig, unangenehm muffig, säuerlich oder nach Alkohol

Geschmack

- Schimmlig, verfault oder nach Alkohol

Konsistenz

- Weich bis breiig, vergoren

👉 Überreife Früchte können auch sehr weich bis breiig werden, diese riechen aber angenehm (vgl. Abbildung S. 39, diese Marillen sind überreif)

Harmlose Druckstelle oder doch verdorben?
Ob es sich um eine harmlose Druckstelle handelt oder um Fäulnis mit oder ohne Schimmel können Sie ganz einfach testen. Riechen Sie an der Frucht, eine verdorbene Frucht riecht unangenehm säuerlich oder nach Schimmel. Drücken Sie mit dem Finger in die Druckstelle. Entsteht dabei ein unangenehm riechender Brei und bilden sich kleine Bläschen, dann ist das Produkt verdorben. Falls Sie immer noch nicht ganz sicher sind, kosten Sie ein kleines Stückchen. Verdorbene Früchte schmecken entweder nach Schimmel, verfault oder insgesamt unangenehm.
Verfaultes und Verschimmeltes sollte man nicht mehr essen, auch nicht, wenn man die sichtbar betroffene Stelle wegschneidet. Insbesondere Schimmelpilze ziehen sich durch die gesamte Frucht, ohne dass Sie dies mit freiem Auge erkennen können.
(Vgl. Abbildung S. 39: Obst links weist harmlose Druckstellen und Beschädigungen auf, Obst rechts ist verschimmelt)

Optimale Lagerung

Angeschnittenes Obst und Gemüse bewahren Sie immer im Kühlschrank, am besten in einer Kühlschrankbox oder einem Schraubverschlussglas auf. Große Stücke, die in keine Box passen, können Sie mit der Schnittfläche nach unten auf einen Teller setzen.
Steinobst wird dunkel und im Kühlschrank aufbewahrt. Weiche Früchte nebeneinander legen, harte Früchte können auch übereinander geschichtet werden. Steinobst hält, sortenabhängig und abhängig vom Reifegrad, mehrere Wochen. Zu den Steinobstsorten zählen z. B. Marille (Aprikose), Pfirsich, Nektarine, Kirsche, Zwetschke, Pflaume, Mirabelle und Ringlotte.
Kernobst wird im Kühlschrank oder im dunklen und kalten Vorratskeller aufbewahrt. Wichtig ist dabei eine gute Belüftung, da sonst das Reifegas Ethylen den Verderb beschleunigt und zwar sowohl den Eigenverderb als auch den Verderb von Obst- und Gemüsesorten, die daneben gelagert werden. Daher sollte Kernobst immer getrennt von anderen Früchten aufbewahrt werden, z. B. Äpfel im Keller getrennt von Zwiebeln und Kartoffeln. Birnen sind druckempfindlich und müssen nebeneinander gelagert werden. Wenn Sie Birnen im größeren Pack kaufen, z. B. im 1-kg-Körbchen, nehmen Sie die Birnen aus der Verpackung, um sie nebeneinander aufbewahren zu können. Kernobst hält sortenabhängig und bei optimaler Lagerung bis zu einem halben Jahr und darüber. Zu den Kernobstsorten zählen z. B. Äpfel, Birnen und Quitten.

Beerenobst wird dunkel und im Kühlschrank aufbewahrt. Beeren faulen und schimmeln sehr schnell, zugedeckt noch schneller. Nehmen Sie daher den Deckel oder Plastik ab und sortieren Sie verdorbene Beeren sofort aus, sonst fault und schimmelt innerhalb weniger Stunden das gesamte Obst in der Packung. Beeren sind sehr druckempfindlich und sollten nicht übereinander lagern, sondern nebeneinander. Verteilen Sie die Beeren z. B. auf einem Teller. Beerenobst hält nur wenige Tage. Zu den Beerenobstsorten, inkl. der echten Beeren, Scheinbeeren und Sammelfrüchte, zählen z. B. Weintrauben, Johannisbeeren, Stachelbeeren, Heidelbeeren, Himbeeren, Brombeeren, Erdbeeren, Maulbeeren und Feigen.

Tipp
Heben Sie sich ein paar Beerenschalen auf, dann können Sie die Beeren immer bequem auf mehrere Schalen verteilen. Im Handel gibt es zudem flache Schalen, die man gut übereinander stapeln kann, ohne die Beeren zu zerquetschen.

Zitrusfrüchte können hell und bei kühler Raumtemperatur gelagert werden. Also nicht direkt in der Küche, dort ist es zu warm, sondern in einem kühlen Raum, der zum Wohnen zu kalt ist, aber wärmer als ein Kühlschrank. Die Schalenfarbe sagt nicht zwingend etwas über den Reifegrad aus. Eine Lagerung im Kühlschrank ist möglich, allerdings können die Früchte dort Aroma einbüßen, deshalb sollten sie vor der Verwendung für mehrere Stunden aus dem Kühlschrank genommen werden. Zitrusfrüchte halten bei optimaler Lagerung mehrere Wochen. Zu den Zitrusfrüchten zählen z. B. Orangen, Mandarinen, Limetten, Zitronen und Grapefruits.

Exoten und andere Früchte lieben eine kühle Zimmertemperatur. Außer Kiwi, Feigen, angeschnittenes und überreifes Obst, diese Früchte sollten in den Kühlschrank und zwar in die wärmere Zone. Bananen werden im Kühlschrank sehr rasch braun, das Fruchtfleisch bleibt aber meistens fest. Einige Exoten sind druckempfindlich, z. B. Mangos, Avocados und Bananen, daher nebeneinander lagern oder – im Fall von Bananen – aufhängen. Lagern Sie Exoten immer getrennt von anderen Obstsorten, insbesondere von Äpfeln, Birnen und Tomaten, da diese das Reifegas Ethylen ausströmen und damit die Exoten schneller verderben. Zu den Exoten und anderen Früchten zählen z. B. Ananas, Banane, Kiwi, Mango, Kaki, Feigen und Avocado. Sind diese allerdings überreif, so geben Sie die Früchte trotzdem in den Kühlschrank, aber in die wärmste Zone, also ganz oben oder in der Tür.

Gemüse: Die meisten Gemüsesorten können Sie im Kühlschrank lagern. Außer kälteempfindliche Sorten (vgl. Seite 29), diese vertragen maximal eine Lagerung in der warmen Kühlschrankzone. Tomaten vertragen zwar Kühlschranktemperaturen, sollten aber vor Verwendung für mehrere Stunden aus dem Kühlschrank genommen werden, damit sich das volle Aroma entfaltet. Spargel bleibt – in einem feuchten Tuch eingeschlagen und im Kühlschrank gelagert, am besten in der kältesten Zone – mehrere Tage frisch.
Vorgeschnittene Salate: Bei vorgeschnittenen Salaten ist äußerste Vorsicht geboten. Aufgrund der großen Oberfläche können sich Keime, wie z. B. Salmonellen, E-Choli-Bakterien und Listerien, besonders rasch vermehren. Bewahren Sie vorgeschnittene Salate ausschließlich im Kühlschrank auf und verzehren Sie diese Salate immer bis spätestens zum Ablauf des Haltbarkeitsdatums, am besten aber noch am Tag des Einkaufs. Waschen Sie die vorgeschnittenen Salate auf jeden Fall vor dem Verzehr noch einmal ab (vgl. Abbildung S. 38, rechts).

Faustregel
Heimisches liebt eher Kühlschranktemperaturen, Exoten mögen es zumeist wärmer. Lagern Sie Früchte bei bis zu 4 °C, das entspricht einer kalten Kühlschranktemperatur, Zitrusfrüchte und Exoten nicht unter 10 °C, das entspricht einem kalten Vorratsraum oder Keller, und wärmeliebende Gemüsesorten (vgl. S. 29) nicht unter 4 °C, das entspricht einem kalten Keller, dem mittleren bis oberen Bereich im Kühlschrank oder dem Kühlschrank-Gemüsefach (nicht zu verwechseln mit der 0-Grad-Zone). Nehmen Sie Früchte aus der Plastikverpackung, denn sonst kann sich Kondenswasser bilden, was wiederum Schimmel begünstigt.

Tiefkühleignung

Obst: Die meisten Obstsorten lassen sich tiefkühlen, außer Wassermelonen, Kiwi und exotische Früchte. Zum Tiefkühlen das Obst je nach Größe ganz lassen, in mundgerechte Stücke oder Scheiben schneiden oder pürieren. Tiefkühlobst eignet sich hervorragend für hausgemachtes Fruchteis, als schnelle Obsteinlage für Müslis, Fruchtjoghurts und natürlich für Marmeladen, Kompott, Obstmus, Aufläufe, Kuchen, Crumble, Obstknödel etc.
Aufgetautes Obst wird zwar matschig, d. h. ist nicht so knackig wie Frischobst, zum Kochen und Weiterverarbeiten eignet es sich aber trotz-

dem wunderbar. Aus tiefgekühlten Bananenstücken lässt sich z. B. Bananeneis herstellen. Dazu einfach die gefrorenen Bananenstücke mit der gleichen Menge Sauerrahm und Zucker nach Geschmack in einem wattstarken Standmixer pürieren. Tiefkühlobst hält rund ein Jahr.

Gemüse: Industriell lässt sich fast jedes Gemüse tiefkühlen, zu Hause klappt das meist nicht so, weil die Tiefkühler das Gemüse zu langsam gefrieren, dadurch die Eiskristalle zu grob werden, und als Resultat nach dem Auftauen nur noch Matsch überbleibt. Wenn sich dieser Matsch gut in ein Gericht einfügen lässt, z. B. Tomaten in eine Tomatensauce, so spricht nichts gegen das Tiefkühlen. Lässt sich die Frucht aber kaum mehr verarbeiten, z. B. Gurken, so macht es wenig Sinn diese tiefzukühlen. Als grobe Faustregel gilt, alle sehr wasserreichen und/oder temperaturempfindlichen Gemüsesorten eignen sich nicht so gut zum Tiefkühlen, z. B. Salat, Gurken, Zucchini, Karotten, Zwiebeln oder Auberginen, alle anderen sehr wohl, z. B. grüne Bohnen, Blumenkohl, Sellerie, grüne Erbsen oder Kohlsprossen.

Tipps

- Bereiten Sie im Winter einen Obstteller aus Tiefkühl- und Frischobst zu. Kinder lieben das etwas an-, aber noch nicht ganz aufgetaute Obst.
- Um die Kerne bei weichem Obst, z. B. Kirschen, besser entfernen zu können, hilft ein kurzes Anfrieren der Früchte im Tiefkühler.

Was hat es mit den Klassenbezeichnungen auf sich?

Klassenbezeichnungen, wie z. B. Klasse Extra oder Klasse 1 wurden von der EU in Form von speziellen Vermarktungsnormen eingeführt, um bestimmte Früchte nach optischen Kriterien einteilen zu können. Insgesamt unterliegen 10 Obst- und Gemüsesorten einer Norm. Noch vor wenigen Jahren waren es 36! Kriterien, wie z. B. Pestizidbelastung, ökologischer Fußabdruck oder Gesundheitsgrad, spielen bei den Normen keine Rolle, nur optische Kriterien, wie z. B. das Aussehen des Stiels oder die Farbe und Schale der Frucht. Vermarktungsnormen gelten derzeit für Äpfel, Zitrusfrüchte, Kiwis, Salate, Pfirsiche, Nektarinen, Birnen, Erdbeeren, Gemüsepaprika, Tafeltrauben und Tomaten. Diese speziellen Normen sind zwar bei folgenden Früchten gefallen, trotzdem akzeptieren viele Händler auch heute nur optisch perfekte Waren: Marillen, Artischocken, Spargel, Auberginen, Avocados, Bohnen, Rosenkohl, Karotten, Blumenkohl, Kirschen, Zucchini, Gurken, Champignons, Knoblauch, Haselnüsse, Kopfkohl, Lauch, Melonen, Zwiebeln, Erbsen, Pflaumen, Bleichsellerie, Spinat, Walnüsse, Wassermelonen und Chicorée.

Trockenfrüchte, kandierte Früchte

Bei Trockenfrüchten (Dörrobst, Trockenobst) handelt es sich um frische Früchte, denen Wasser entzogen wird. Bekannt sind z. B. Dörrpflaumen, Rosinen, Datteln, Feigen, getrocknete Ananas oder getrocknete Aprikosen. Kandierte Früchte, auch Belegfrüchte genannt, werden mit Zucker angereichert, so dass ein Ausgleich zwischen der verwendeten Zuckerlösung und dem Saft in der Zelle hergestellt wird. Bekannt sind z. B. Zitronat, Orangeat oder Cocktailkirschen.

Faustregel
Trockenfrüchte halten aufgrund des hohen Zuckergehalts, der konservierend wirkt, sehr lange und können, genauso wie Nüsse, tiefgekühlt werden. Kandierte Früchte verderben kaum, da hier der Zuckeranteil besonders hoch ist.

Merkmale eines Verderbs

Optik

- Schimmel, Fäulnis
- Befall mit lebenden oder toten Insekten, z. B. Milben, Insektenteilen, Exkrementen, Fraßspuren oder Gespinsten

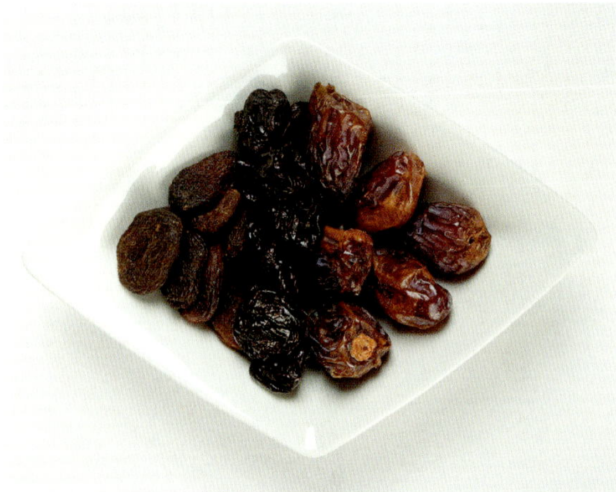

Unversehrte Trockenfrüchte

- 👍 Auskristallisierter Zucker, erkennbar an einem weißlichen Film auf der Frucht, stellt keinen Verderb dar, z. B. bei Feigen oder Pflaumen.
- 👍 Manche Früchte, die besonders klebrig sind, werden in Mehl, z. B. Reismehl gewälzt und erhalten damit eine mehlig-weißliche Oberfläche. Diese Schutzschicht kann problemlos mitverzehrt werden.

Geruch

- Fremder Geruch, z. B. säuerlich

Geschmack

- Fremder Geschmack, z. B. säuerlich.
- Kandierte und getrocknete Früchte nehmen gerne Fremdgerüche an, daher immer gut verschlossen lagern. Offene Packungen sind zudem eine willkommene Mahlzeit für Insekten, z. B. Ameisen.

Konsistenz

- Kaum wahrnehmbar, mit Ausnahme von Fäulnis

Optimale Lagerung

Trockenfrüchte wie Nüsse lagern (vgl. Seite 52).
Trockenobst sollte nicht noch weiter trocknen, sonst wird es brüchig und verliert an Geschmack.

Tiefkühleignung

Trockenfrüchte können problemlos tiefgefroren werden. Sie halten mindestens 1 Jahr. Luftdicht verpacken, sonst nehmen sie Fremdgerüche an.

Marmelade, Konfitüre, Gelee, Kompott, Obstmus, Röster

Merkmale eines Verderbs

> **Faustregel**
> Wenn nicht bei der Zubereitung bereits Schimmelpilze oder Fäulnisbakterien in das Produkt gelangen, halten ungeöffnete Marmeladen & Co ein Jahr und länger. Angebrochene Ware sollte in den Kühlschrank.

Optik

- Schimmel, vgl. Abbildung unten
- Manche Marmeladen büßen ein wenig von ihrer charakteristischen Farbe ein, z. B. kann sich Erdbeermarmelade von rot in bräunlich verfärben, deshalb ist sie aber nicht verdorben. Optisch nicht mehr ganz so perfekte Ware eignet sich zum Kochen, z. B. anstatt Aprikosenmarmelade zum Bestreichen von Kuchen („aprikotieren"), für gefülltes Hefegebäck, z. B. Buchteln, als Geschmackgeber in süß-sauren Saucen und helle bis leicht bräunliche Marmeladen für Hühnerragout.
- Bei Schraubverschlussgläsern bildet sich üblicherweise ein Vakuum, erkennbar daran, dass sich der Deckel nach innen wölbt und es

Schimmel auf Apfelmus und Marmelade

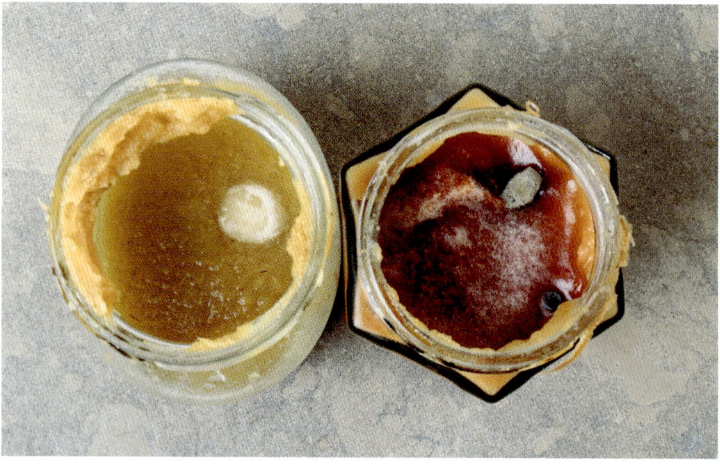

ploppt, wenn man den Deckel öffnet. Hat sich kein Vakuum gebildet, dann bedeutet das nur, dass das Produkt nicht luftdicht verschlossen ist und daher schneller zum Verderb neigt. Diese Produkte also in den Kühlschrank stellen, so lange sie nicht schimmeln, sind sie genießbar. Hinweis: Ein Vakuum ist keine Garantie für ein schimmelfreies Produkt!

Geruch

- Schimmlig, muffig, modrig

Geschmack

- Sauer, muffig

Konsistenz

- Kaum wahrnehmbar

Optimale Lagerung

Angebrochene Ware im Kühlschrank ganz oben oder in der Kühlschranktür lagern, verschlossene kühl und dunkel.
Wichtig! Verwenden Sie zum Herausschöpfen immer einen frischen Löffel, sonst gelangen Keime aus dem Speichel in das Produkt und lassen dieses deutlich schneller verderben.

Tiefkühleignung

Marmeladen könnten tiefgefroren werden, dazu müsste man aber den Deckel öffnen, damit das Glas beim Gefrieren nicht zerspringt.

Tipp
Schimmel einfach abschöpfen? Bildet sich auf der Marmelade Schimmel, so sollte diese entsorgt werden, denn der Pilz wächst für das menschliche Auge unsichtbar durch die gesamte Marmelade durch. Mit Ausnahme von Marmeladen mit einem Zuckeranteil über 90 %, hier können Sie den Schimmel abschöpfen. Allerdings gibt es diese Marmeladen kaum noch. Selbst mit dem Gelierzucker 1:1 erreichen Sie „nur" einen Zuckeranteil von 50 %.

Eingelegtes Gemüse, Ketchup, Sauerkraut, Tomatenmark

Dieses Kapitel umfasst alle eingelegten Gemüsewaren, z. B. Essiggurken, Pfefferoni, Oliven, Kapern, Tomaten, Knoblauch; milchsauer Vergorenes, z.B. Sauerkraut oder Rübenkraut; Ketchup, Tomatenmark.

Faustregel
Eingelegtes hält sehr lange. Angebrochene Ware sollte in den Kühlschrank.

Merkmale eines Verderbs

Optik

- Schimmel (vgl. Abbildung unten), Fäulnis, Gärung
- Milchige oder trübe Flüssigkeit, die dann entsteht, wenn man nach dem Öffnen, die z. B. Gurken mit der Hand herausnimmt oder mit Besteck, das davor schon den Weg in den Mund fand. In diesem Fall siedeln sich Keime an, die zu einer Trübung und zu einer schleimigen Flüssigkeit führen und damit zum Verderb.

Schimmel auf Sauerkraut

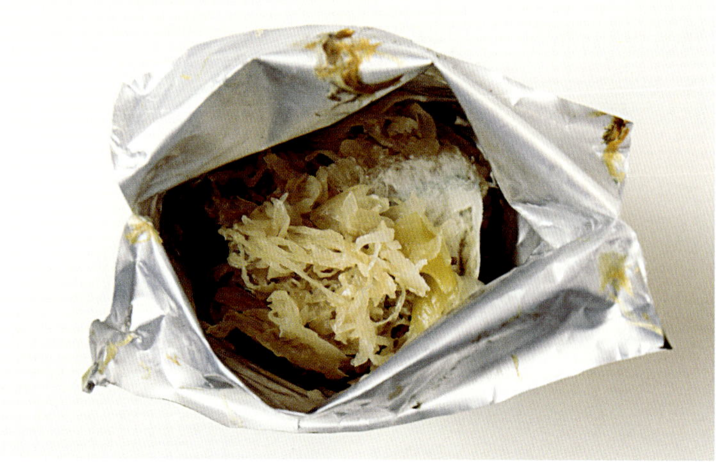

👍 Sauerkraut, Ketchup und Tomatenmark können an der Oberfläche eintrocknen. Das stellt keinen Verderb dar. Beim Garen werden das Kraut und das Tomatenmark wieder weich. Bei Ketchup, das größtenteils frisch gegessen wird, kann man ausgetrocknete Stellen einfach entfernen.

Geruch

- Muffig, modrig, verfault, schimmlig, sehr eklig

👍 Frisches Sauerkraut riecht angenehm säuerlich, frisches Tomatenmark angenehm fruchtig, süß-säuerlich.

Geschmack

- Verfault, schimmlig, vergoren

Konsistenz

- Die Einlegflüssigkeit kann schleimig werden oder bei Gärung zu schäumen und zu sprudeln beginnen

Optimale Lagerung

Angebrochene Ware im Kühlschrank ganz oben oder in der Kühlschranktür lagern, verschlossene kühl und dunkel.

Tiefkühleignung

Es macht keinen Sinn, Eingelegtes tiefzukühlen, und klappt auch nur bei Sauerkraut und Tomatenmark einigermaßen.

Wichtig

Wenn Sie selber Einkochen, halten Sie eine Kochdauer von mindestens 10 Minuten ein, denn nur so lässt sich das hochgiftige Bakterium Clostridium botulinum abtöten (vgl. Kapitel Konserven).

Nüsse, Saaten, Samen und Keime

Dieses Kapitel umfasst alle Arten von Nüssen, z. B. Wal-, Hasel-, Erd-, Pecannüsse, Pistazien, Pinienkerne, alle Arten von Saaten und Samen, z. B. Kürbiskerne, Leinsamen, Sesam, Sonnenblumenkerne, Mohn, Kokosflocken sowie Keime, z. B. Weizenkeime. Der Einfachheit halber wird nachfolgend von „Kernen" gesprochen.

Faustregel
Kerne halten im Schnitt bis zu ein Jahr, dann verdirbt das Fett im Kern und es entsteht ein ranziger Geschmack, der unverkennbar ist. Feuchtigkeit führt zu Schimmel. Bei einer Lagerung im Tiefkühler können Sie die Haltbarkeit auf ca. 2 Jahre ausdehnen.

Merkmale eines Verderbs

Optik

- Schimmel
- Insektenbefall, erkennbar u. a. an Fäden oder spinnenähnlichen Netzen im Beutel und an Fraßstellen oder Bohrlöchern
- Runzeln an einer Seite – schmecken oft sauer
- Schwarze Verfärbungen

Geruch

- Ranzig, muffig, modrig, schimmlig, verfault, fremder Geruch, z. B. säuerlich

Geschmack

- Ranzig, schimmlig, sauer, insgesamt schlechter Geschmack
- Fremder Geschmack
- Bittere Mandeln enthalten Substanzen, z. B. Amygdalin, die im Körper zur giftigen Blausäure umgewandelt werden. Besonders bei kleinen Kindern ist die Blausäure sehr gefährlich.

Weizenkeime sollten nussartig und nicht ranzig schmecken.

Konsistenz

- Kaum wahrnehmbar, manchmal weich-gummiartig

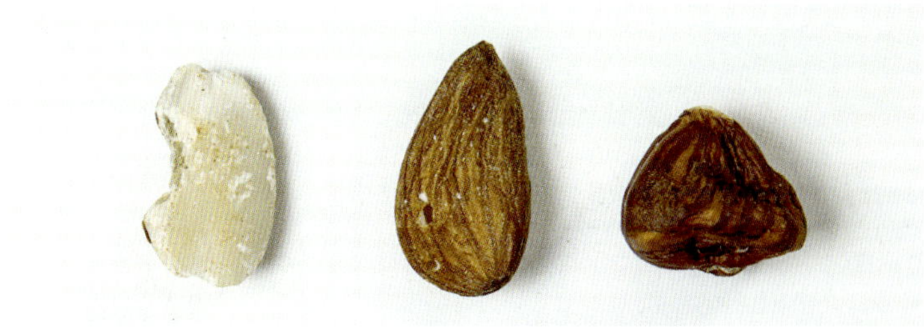

Diese Nüsse zeigen typische Fraßstellen, die rechte Nuss weist eine veränderte Form auf und schmeckt säuerlich. Ein paar dieser Nüsse steckt ein gesunder Körper ohne Beschwerden weg, mehr können z. B. Magen-Darm-Probleme auslösen.

Optimale Lagerung

Ungeschälte Kerne trocken und luftig aufbewahren, sonst bildet sich Schimmel. Diese Kerne halten in einem Netz oder einer Kiste mindestens ein Jahr.
Geschälte ganze Kerne trocken und dunkel lagern. Am besten verpackt in einem geschlossenen, lichtundurchlässigen Vorratsbehälter aus Glas oder Porzellan, der in den Küchenschrank gestellt wird. So reduziert sich die Schimmelgefahr und auch die Gefahr, dass sich etwaige Schädlinge aus den Nüssen in der gesamten Küche ausbreiten.
Gemahlene Kerne wie geschälte lagern, allerdings im Kühlschrank.

Tiefkühleignung

Kerne eignen sich perfekt zum Tiefkühlen. Sie können die Produkte gefroren weiterverwenden. Haltbarkeit ca. 2 Jahre. So lassen sich z. B. Kokosflocken oder Mohn auch noch für die nächste Keksbacksaison verwenden.

Tipp
Rösten Sie die Kerne, mit Ausnahme von Keimen, im Backofen bei ca. 180 °C für wenige Minuten. Bleiben Sie daneben stehen, denn zuerst tut sich nichts, dann geht es sehr schnell und die Kerne verbrennen. Das Rösten intensiviert den Geschmack und tötet etwaige Insekten ab, die sich in einem Kern verstecken und zu einem Schädlingsbefall in der Küche führen können. Auch werden damit unerwünschte Keime vernichtet.

Maroni/Kastanien

Merkmale eines Verderbs

Faustregel
Maroni und Kastanien verderben relativ rasch. Außer im Tiefkühler, dort halten sie bis zur nächsten Ernte.

Optik
- Schimmel, Fäulnis
- Insekten-/Schädlingsbefall, z. B. Wurmbefall, erkennbar an Bohrlöchern
- Schwarze Verfärbungen oder andere gravierende optische Veränderungen beim Öffnen der Maroni

Geruch
- Kaum wahrnehmbar bis ranzig, muffig

Geschmack
- Ranzig, muffig

Konsistenz
- Es gibt mehrere Ausprägungen, z. B. breiig, hart, glasig

Optimale Lagerung

In ein feuchtes Tuch eingeschlagen, bleiben Maroni im Kühlschrank mehrere Tage frisch ohne zu trocknen. Luftdichte Verpackung führt zu Schimmelbefall. Profis legen die Maroni für ca. 10 Tage in Wasser, wechseln dieses täglich und trocknen die Maroni anschließend ab. Schwimmende Maroni sind von Insekten befallen und werden entsorgt. In Kisten und kühl im Keller gelagert, halten so vorbereitete Maroni mehrere Monate.

Tiefkühleignung

Rohe Maroni in der Schale (diese zuerst einschneiden) lassen sich problemlos tiefkühlen. Die gefrorenen Maroni direkt in den auf mindestens 220 °C vorgeheizten Ofen geben und wie gewohnt rösten. Tauen diese auf oder ist die Ofentemperatur zu niedrig, tritt beim Backen Zucker aus. Die Maroni sind dann zwar noch genießbar, schmecken aber nicht mehr. Gegarte und geschälte Maroni eignen sich ebenfalls zum Tiefkühlen.

Pilze

Faustregel
Wagen Sie bei Pilzen keine Experimente, eine schwere Pilzvergiftung kann die Folge sein!

Merkmale eines Verderbs

Optik

- Schimmlig
- Schlutzig, vgl. Abbildung unten
- Bei Madenbefall betroffene Stellen ausschneiden, außer der gesamte Pilz ist befallen

Geruch

- Fauler Geruch, fischig

Geschmack

- Kosten Sie keinen Pilz, der verdorben aussieht!

Konsistenz

- Übermäßig wässrig, schlutzig

Optimale Lagerung

Frische Pilze lagern Sie im Kühlschrank in der kalten Zone. Sie halten nur wenige Tage, daher so schnell wie möglich verbrauchen! Nehmen Sie die Pilze aus luftdichten Verpackungen. Eingeschlagen in ein Küchenpapier oder in einen Papierbeutel, faulen die Pilze nicht so schnell. Getrocknete Pilze können Sie wie getrocknete Lebensmittel aufbewahren (siehe Kapitel Trockenprodukte). Pilze aus der Dose oder im Glas sollten nicht länger verwendet werden, als es der Hersteller vorgibt.

Deutlich verdorbene Pilze

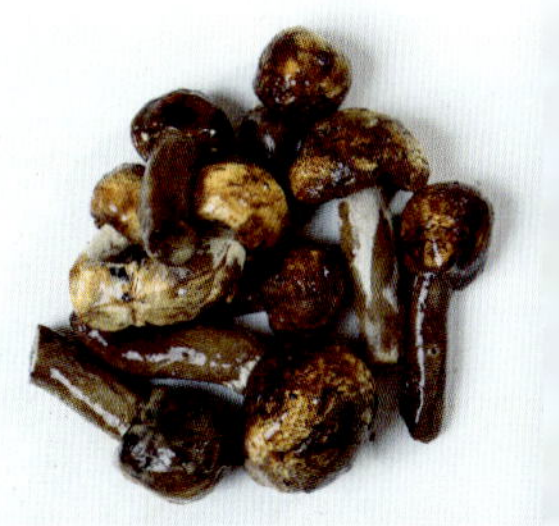

Tiefkühleignung

Prinzipiell ja, es gibt auch tiefgekühlte Pilze aus dem Handel. Allerdings büßen die Pilze durch das Tiefkühlen sowohl an Geschmack als auch an Konsistenz ein.

Kartoffeln (Erdäpfel)

> **Faustregel**
> Kühl, dunkel und, wenn möglich, im natürlichen Erdmantel halten Lagerkartoffeln viele Monate.

Merkmale eines Verderbs

Optik

- Schimmel, Fäulnis, nass: Sortieren Sie verfaulte oder verschimmelte Kartoffeln sofort aus, denn sonst verdirbt binnen weniger Tage der gesamte Beutel
- Keime über ca. ½ cm
- Grüne Stellen

👍 Eine runzelige Kartoffel hat nur an Feuchtigkeit verloren und ist genießbar.

Geruch

- Verfault, schimmlig, modrig

All diese Kartoffeln sind verdorben.

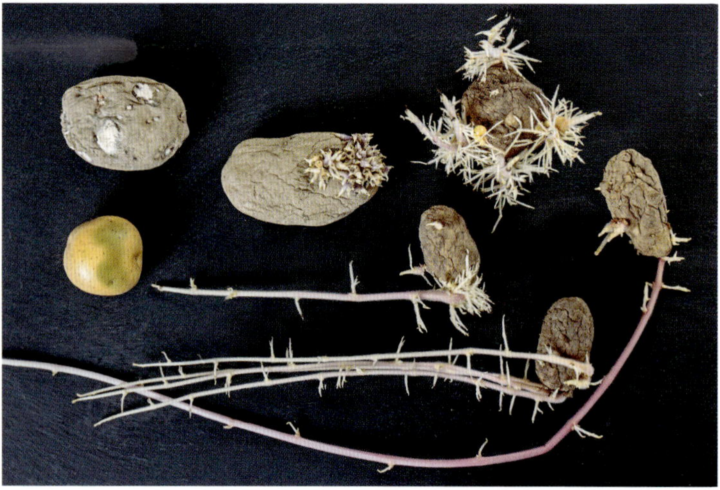

Geschmack

- Optik und Geruch verraten einen Verderb, daher ist ein Kosten nicht mehr nötig

Konsistenz

- Breiig, glitschig, schleimig

Optimale Lagerung

Dunkel und kühl bei 4 bis 10 °C, aber nicht im Kühlschrank. Kälte lässt Kartoffeln süß werden und Wärme fördert das Keimen. Grüne Stellen und Keime müssen großzügig ausgeschnitten werden, denn in ihnen befindet sich giftiges Solanin. Kartoffeln mit Keimen über ½ cm und komplett grüne Kartoffeln sollten nicht mehr gegessen werden, die Giftkonzentration wäre zu hoch. Damit die Keime nicht zu groß werden, rebeln Sie diese einmal pro Woche mit einem Arbeitshandschuh ab. Lagern Sie Kartoffeln nie mit anderen Obst- oder Gemüsesorten, z. B. Äpfeln oder Zwiebeln, denn dies fördert den Verderb. Große Kartoffeln und Kartoffeln, die noch von Erde überzogen sind, halten besser als kleine und gewaschene. Frühkartoffeln verderben nach ca. 1 Woche und sind damit nicht lagerfähig.

Tiefkühleignung

Nein! Kartoffeln werden im Tiefkühler süß.

Info

Der Hinweis auf der Verpackung „Nach der Ernte behandelt" bedeutet, dass die Kartoffeln mit einem Keimhemmer überzogen wurden, z. B. dem Chlorpropham. In der GESTIS-Stoffdatenbank, dem deutschen Gefahrstoffinformationssystem, wird angeführt, dass von Chlorpropham akute und chronische Gesundheitsgefahren ausgehen. Dieser Stoff lässt sich durch Kochen kaum auswaschen und zerfällt erst bei einer Temperatur von 150 °C. Eine gegarte Kartoffel liegt weit unter dieser Temperatur. Essen Sie daher niemals die Schale von behandelten Kartoffeln. Leider dringt der Stoff auch ein wenig in die Kartoffel ein. Bio-Kartoffeln dürfen nicht behandelt werden.

Trockenlebensmittel

Dieses Kapitel umfasst, mit Ausnahme von Teigwaren, alle Trockenprodukte, wie z. B. Müsli, Brösel (Paniermehl), Knödelbrot (Semmelwürfel), Mahl- und Schälprodukte, z. B. Getreide, Mehl, Kleie, Stärke, Grieß, Schrot oder Flocken

Faustregel
Trockenprodukte halten mitunter jahrelang. Wichtig ist eine trockene Lagerung, sonst werden sie ranzig oder schimmlig.

Merkmale eines Verderbs

Optik

- Kaum wahrnehmbar, evtl. Schädlinge, wie z. B. Motten, Käfer oder deren Ausscheidungen
- Schimmelbefall, vor allem wenn zu viel Feuchtigkeit in den Vorratsbehälter gelangt
- Wenn die Produkte feucht werden, verklumpen sie. Das muss nicht sofort bedeuten, dass sie verdorben sind, aber es bildet sich oft innerhalb weniger Tage Schimmel.

Alle Produkte laut Abbildung haben das MHD überschritten, sind aber trotzdem noch einwandfrei.

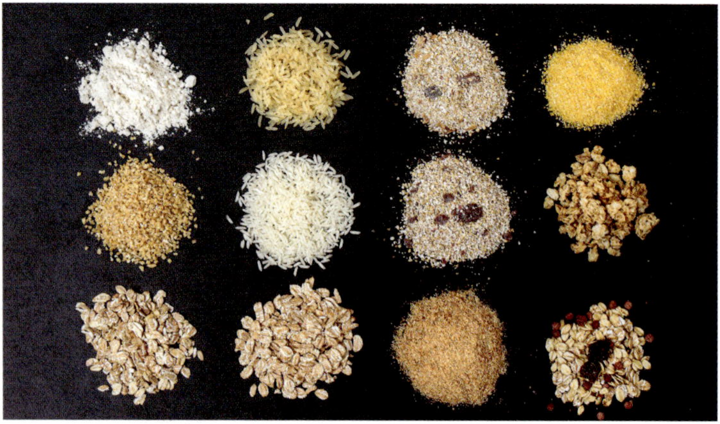

Geruch

- Muffig, fremder Geruch; fettreiche Produkte, wie z. B. Nussmüsli, aber auch Brösel riechen ranzig.

Geschmack

- Muffig, fremder Geschmack, bei fettreichen Produkten, wie z. B. Nussmüsli, ranzig. Im Zweifelsfall nehmen Sie einen Löffel von einem Trockenprodukt und gießen kochend heißes Wasser aus dem Wasserkocher darüber. Wenn ein angenehmer Geruch aufsteigt und das Produkt gut schmeckt, ist es genießbar.

Konsistenz

- Kaum wahrnehmbar, außer Schäden durch Schädlingsbefall

Optimale Lagerung

Trockenprodukte sollten luftdicht, dunkel, bei Zimmertemperatur, z. B. im Küchenschrank und trocken gelagert werden. Streuen Sie Trockenprodukte niemals direkt von der Packung in den dampfenden Topf, denn sonst bildet sich Feuchtigkeit, die zu einem vorzeitigen Verderb des Produkts führt. Besser den Inhalt in eine Schüssel oder Tasse umfüllen und von dort in den Topf streuen. Fettreiche Trockenprodukte, wie z. B. Nussmüsli, lagern Sie am besten in luftdicht verschließbaren Glas- oder Porzellanbehältern. Plastikbehälter nehmen Fette auf und sorgen so für einen vorzeitigen Verderb. Stehen Trockenprodukte in der Küche ohne Lichtschutz frei herum, verderben sie schneller.

Tiefkühleignung

Trockenprodukte eignen sich wunderbar zum Tiefkühlen und können direkt, ohne aufzutauen, aus dem Tiefkühler entnommen werden. Füllen Sie dazu die Trockenprodukte am besten in Schraubverschlussgläser, z. B. Honiggläser, dann können Sie den Inhalt bequem entnehmen. Beutel eignen sich nicht besonders, da sich bei ihnen die Entnahme von vor allem pulvrigen Produkten etwas schwierig gestaltet. Wichtig ist beim Tiefkühlen ein luftdichter Verschluss, sonst nehmen die Produkte Fremdgerüche an. Tiefgefrorene Trockenprodukte halten mindestens 1 Jahr.

Teigwaren, Gnocchi, Spätzle

Der Einfachheit halber wird in diesem Kapitel von „Nudeln" gesprochen, damit sind alle Teigwaren, Gnocchi und Spätzle gemeint.

Faustregel
Getrocknete Nudeln halten, sofern sie luftdicht und trocken gelagert werden, jahrelang. Frische Nudeln müssen in den Kühlschrank und verderben trotzdem innerhalb weniger Tage.

Merkmale eines Verderbs

Optik

- Bei getrockneten Nudeln am ehesten Farbverlust oder Farbveränderung
- Frische Nudeln können glitschig, schimmlig oder in der Farbe verändert sein
- Schädlingsbefall, z. B. Kornkäfer (vgl. Abbildung S. 21)

Geruch

- Bei Trockenware roh kaum wahrnehmbar, außer bei Schimmel. Übergießen Sie zur Überprüfung die Nudeln mit kochend heißem Wasser, es soll kein unangenehmer Geruch aufsteigen
- Frischware kann je nach Produkt artfremd, ranzig, muffig oder sauer riechen

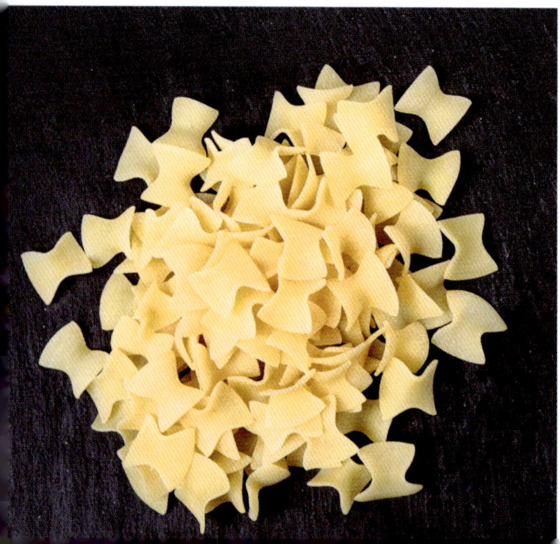

Diese Teigwaren haben das MHD längst überschritten, sind aber noch einwandfrei.

Geschmack

- Je nach Rezeptur können sich mit der Zeit bei getrockneten Nudeln geschmackliche Veränderungen ergeben.
- Frische Nudeln schmecken sauer, muffig, ranzig oder insgesamt unangenehm
- Kosten Sie keine ungekochten Nudeln, diese können Salmonellen enthalten!

Konsistenz

👍 Nachtrocknen stellt keinen Verderb dar. Getrocknete Nudeln werden nach langer Lagerung spröde und brüchig.

Optimale Lagerung

Getrocknete Teigwaren sollten luftdicht und trocken gelagert werden. Schütten Sie getrocknete Teigwaren nicht direkt aus dem Vorratsbehälter in das kochende Wasser, sonst bildet sich in der Vorratsdose Feuchtigkeit und die Nudeln beginnen zu schimmeln ohne dass der Schimmel auf den ersten Blick erkennbar ist. Lieber die benötigten Nudeln in eine Schüssel füllen und von dieser in den Topf streuen. Eine luftdichte Lagerung ist nötig, damit etwaige Schädlinge, z. B. Kornkäfer, sich nicht in der Küche ausbreiten bzw. Schädlinge aus der Küche, z. B. Ameisen, sich nicht die Nudeln schmecken lassen.
Frische Teigwaren, wie Spätzle, Gnocchi, Tortellini oder Ravioli, egal ob gefüllt oder ungefüllt, verderben innerhalb weniger Tage. Bewahren Sie diese Produkte daher im Kühlschrank auf. Teigwaren mit Fleisch- oder Fischfülle sollten Sie nach Ablauf des Haltbarkeitsdatums nicht mehr essen. Teigwaren mit anderen Füllen, wenn diese noch gut riechen und es optisch keine Auffälligkeiten gibt, sehr wohl.

Tiefkühleignung

Tiefkühlen macht nur bei frischen Teigwaren Sinn. Tiefgekühlte Teigwaren können Sie direkt vom Tiefkühler in den Topf mit kochend heißem Wasser gleiten lassen. Durch das Tiefkühlen entsteht allerdings eine etwas griesige Konsistenz.

Milch und Milchprodukte

Milch und ungesäuerte Milchprodukte im Tetrapack oder in der Glasflasche

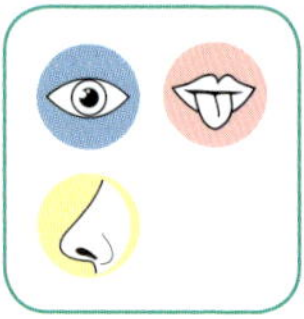

z. B. Kuhmilch, Vanillemilch, Kakao, Milchkaffee, Kaffeesahne

Merkmale eines Verderbs

Optik

- Kaum wahrnehmbar über ausgeflockt (Frischmilch) bis faul oder schimmlig (H-Milch, homogenisierte Milch, Länger-frisch-Milch, Kaffeesahne)
- Achtung! Im Giebel einer Tetrapackung kann sich manchmal Schimmel ansiedeln. Schneiden Sie daher die Packungen von abgelaufener Ware auf, bevor Sie die Milch entnehmen (vgl. Abbildung S. 107 im Kapitel Alkoholfreie Getränke).
- Eine aufgeblähte Packung kennzeichnet nicht automatisch einen Verderb, sondern nur, dass das Produkt zu warm gelagert wurde und dadurch deutlich rascher zum Verderb neigt. Wenn Sie z. B. an einem warmen Sommertag ein Produkt einkaufen, länger am Weg sind und dann eine aufgeblähte Packung vorfinden, so füllen Sie das Produkt zu Hause in eine Flasche oder ein Schraubverschlussglas um und stellen Sie es in die kälteste Zone im Kühlschrank. Brauchen Sie das Produkt innerhalb von wenigen Tagen auf, denn es verdirbt schneller.
- Eine mehr oder weniger gelbliche Verfärbung von Frischmilch stellt ein Qualitätskriterium dar. Je mehr Gras das Tier frisst, desto gelblicher wird die Milch. Gras enthält krebsschützendes β-Carotin, das nicht nur vom Menschen, sondern auch von kleinen Tierbabys benötigt wird, daher scheidet die Kuh dieses β-Carotin über die Milch wieder aus. Die Gräser auf den Almen sind besonders β-Carotin-reich,

Faustregel
Bei entsprechend kühler Lagerung im Kühlschrank halten Milchprodukte Tage bis Wochen länger als auf der Packung angegeben.

deshalb sind Almmilchprodukte, wie z. B. eine Butter aus Almmilch, besonders gelb. Fressen Tiere nur Kraftfutter und kein frisches Gras, so färbt sich die Milch weiß.

Geruch

- Sauer, faul, schimmlig

Geschmack

- Sauer, faul, unangenehm, schon fast bitter, schimmlig

Konsistenz

- Bei geringem Verderb kaum wahrnehmbar, später ausgeflockt (Wasseranteil trennt sich vom festen Teil) oder gestockt (ähnelt einer Joghurtkonsistenz). Wenn Sie sich nicht sicher sind, kochen Sie ½ Tasse Wasser auf und schütten Sie einen Schuss Milch in das Wasser. Flockt die Milch aus, so ist sie verdorben.

👍 Gestockte Milch ist in vielen Regionen eine Delikatesse. Man lässt die Milch oft sogar absichtlich stocken und trinkt sie pur oder vermischt sie mit z. B. Marmelade. Aus gestockter Milch wird auch Sauermilchkäse hergestellt. Allerdings stockt nur die unbehandelte Milch so, dass man diese weiterverwenden kann. Sobald man Milch erhitzt, z. B. H-Milch oder Länger-frisch-Milch, sterben viele Milchsäurebakterien ab, ungenießbare Bakterien bekommen dadurch eine Wachstumschance und die Milch beginnt nicht mehr zu stocken, sondern zu faulen.

Optimale Lagerung

Verbrauchen Sie die Produkte innerhalb weniger Tage, so ist eine Lagerung in der Kühlschranktür möglich. Wenn Sie die Produkte länger aufbewahren möchten, so geben Sie diese in die kälteste Zone des Kühlschranks. H-Milchprodukte, wie z. B. H-Milch oder H-Rahm, können vor dem Öffnen bei Zimmertemperatur gelagert werden, nach dem Öffnen müssen sie wie Frischmilch in den Kühlschrank.

Tiefkühleignung

Frischmilch lässt sich in der Packung einfrieren, bei Frischmilch im Glas müssen Sie den Deckel öffnen und dürfen diesen erst dann wieder aufsetzen, wenn die Milch komplett durchgefroren ist, d. h. am nächsten Tag, sonst zerspringt das Glas (Milch aus der Flasche zum Tiefkühlen schräg lagern, sonst fließt die Milch aus). Aufgetaute Milch verändert sich zwar eine Spur in der Konsistenz, eignet sich aber immer noch perfekt zum Kochen. Milch mit Geschmackskomponenten, z. B. Vanillemilch, enthält oft Zusatzstoffe und eignet sich damit nicht zum Tiefkühlen, da die Milch nach dem Auftauen ausflocken kann.

Milchprodukte im Becher, der Packung oder im Glas

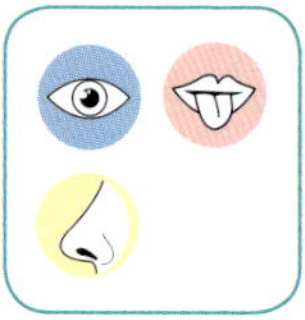

z. B. Joghurt, Topfen (Quark), Topfencreme, Grießbrei, Pudding, Kefir, Ajvar, Frischkäse, Hüttenkäse, Aufstriche, Rahm (Obers, Sahne), Buttermilch, Sauermilch

Merkmale eines Verderbs

Optik

- Oberflächlicher Schimmel, meist weiß oder grau (vgl. Abbildung unten und Abbildung S. 65, Becher rechts unten).
- Bei Tetrapackungen kann sich im Giebel Schimmel bilden, daher sollten Tetrapackungen nach Ablauf des MHD aufgeschnitten und auf einen möglichen Schimmelbefall kontrolliert werden (vgl. Abbildung S.107 im Kapitel alkoholfreie Getränke).
- Ein aufgewölbter Deckel oder eine aufgewölbte Packung stellen nicht automatisch einen Verderb dar, das Produkt wird aber schneller schlecht und sollte daher so bald wie möglich verbraucht werden (vgl. Kapitel Frischmilch)
- Aufgeschäumte Milchprodukte, z. B. das Sahnehäubchen auf dem Pudding, können zusammenfallen. Das sieht zwar nicht hübsch aus, stellt aber keinen Verderb dar (vgl. Abbildung S. 65 oben, 2. Reihe von links, Pudding mit zusammengefallenem Sahnehäubchen, Pudding mit zusammengefallenem Schokohäubchen)

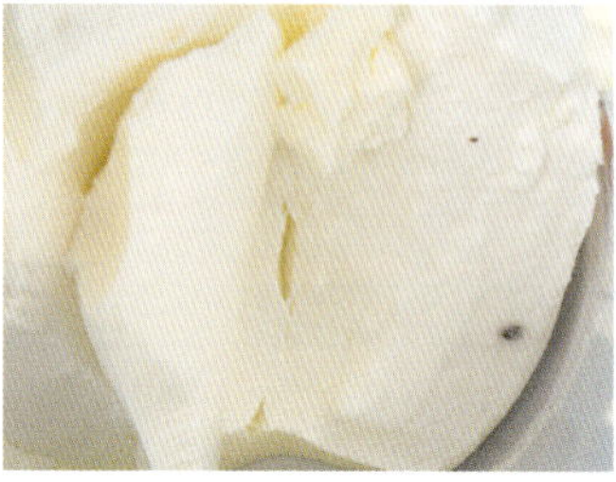

Schimmel am Sauerrahm (rechts)

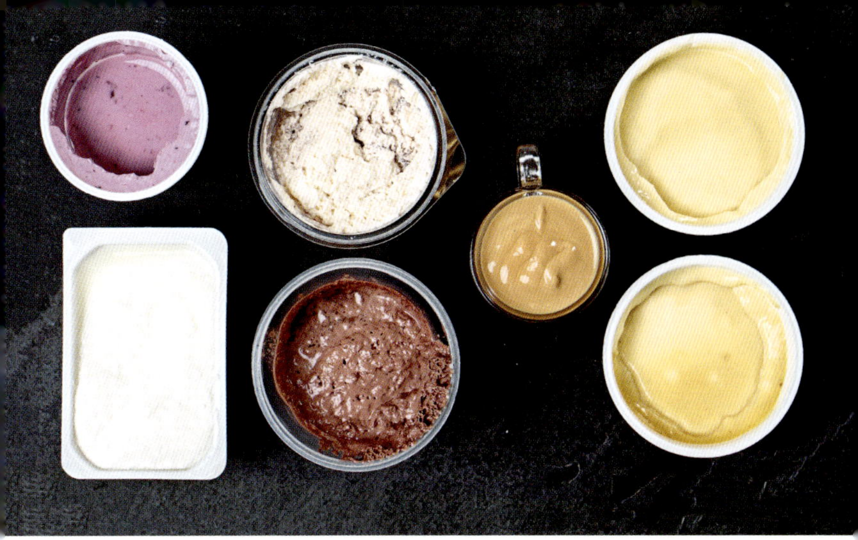

Alle Produkte auf dieser Abbildung sind bereits seit mehreren Wochen abgelaufen. Ungenießbar ist nur der Pudding rechts unten. Hier lassen sich kleine Schimmelflecken an der Oberfläche erkennen.

Geruch

- Anfänglich kaum wahrnehmbar, später unangenehm säuerlich bis muffig, modrig, schimmlig

Geschmack

- Unangenehm sauer bis fast schon bitter
- Manchmal sieht ein Joghurt noch gut aus, schmeckt aber schon verdorben

Konsistenz

- Kaum wahrnehmbar
- Wasser (Molke), das sich oben absetzt, z. B. bei Topfen (vgl. Abbildung oben) oder Joghurt, stellt keinen Verderb dar. Es kann in das Produkt hineingerührt oder abgegossen werden. Dieses Wasser setzt sich nur

Sorge vor abgelaufener Ware?
Ein Greenpeace-Test aus dem Jahr 2017 zeigt, dass Joghurt, Sojajoghurt und Tofu selbst 16 Wochen nach Ablauf des MHD noch einwandfrei sind.

bei natürlichen Produkten ab, bei Produkten mit Zusatz von Stabilisatoren nicht. Zur Stabilisation dienen z. B. Carrageen (E 407), Johannisbrotkernmehl (E 410), Guarkernmehl (E 412), Xanthan (E 415), Pektin (E 440), native und modifizierte Stärke (E 1422, E 1442).

Optimale Lagerung

Geschlossene Packungen können Sie in die Tür oder in die oberste Lade des Kühlschranks stellen, geöffnete Packungen in die kälteste Zone. Angebrochene Milchprodukte, wie z. B. Sauerrahm, verderben nicht so schnell, wenn Sie die Packungen in eine luftdicht verschließbare Dose oder ein Schraubverschlussglas, z. B. Honigglas, stellen. Im Handel gibt es auch Silikondeckel und Hauben, mit denen man Becher abdecken kann.

Tipp
Verwenden Sie zum Herausschöpfen immer einen frischen Löffel, sonst verderben die Produkte sehr rasch. Zudem bilden stärkehaltige Produkte, wie z. B. Grießbrei oder Pudding, bei Kontakt mit Speichel nach ein paar Stunden eine milchige Schicht. Diese entsteht, weil sich im Speichel das stärkespaltende Enzym Amylase befindet, das dann im Produkt die Verdauungsarbeit fortsetzt. Und wie kommt nun der Speichel ins Produkt? Es genügt, wenn Sie mit einem Löffel zweimal kosten.

Tiefkühleignung

Topfen und Rahm eignen sich perfekt zum Tiefkühlen, dazu einfach die Packung in den Tiefkühler stellen, außer Glasbehälter, diese müssen davor geöffnet werden, sonst zerspringt das Glas beim Gefrieren. Rahm nach dem Auftauen gut verrühren, damit er nicht flockt. Alle anderen Produkte eignen sich kaum bis gar nicht, denn sie flocken nach dem Auftauen oft aus oder ergeben eine unangenehme Konsistenz.

Butter, Streichfette, z. B. Margarine und andere Speisefette

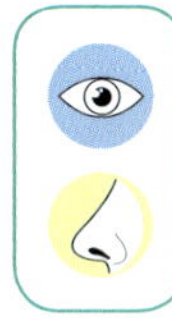

Hinweis: Der Einfachheit halber wird in diesem Kapitel von Butter gesprochen, es sind aber alle festen Fette gemeint.

Merkmale eines Verderbs

Optik

- Glasig, dunkelgelbe Verfärbung. Eine ranzige Butter ist außen gelb, innen deutlich heller.
- 👍 Wenn Sie den verdorbenen Teil der Butter entfernen, also die gelbe, glasige Hülle herunterstreichen, können Sie das restliche Stück noch verwenden. Mit der Zeit verdirbt das gesamte Stück und wird dann durch und durch glasig-gelb (vgl. Abbildung unten, der gelbe, glasige Rand ist erkennbar). Nicht zu verwechseln mit einer Almbutter oder graslandbasierter Butter, diese ist durch und durch gelb, allerdings nicht glasig (vgl. Kapitel Frischmilch).
- In seltenen Fällen bildet sich Schimmel
- Verdorbene Frittierfette werden dunkel und es bildet sich beim Erhitzen ein blaugrauer Rauch

Eine gelbe Hülle und ein glasiger Rand weisen auf Verderb hin.

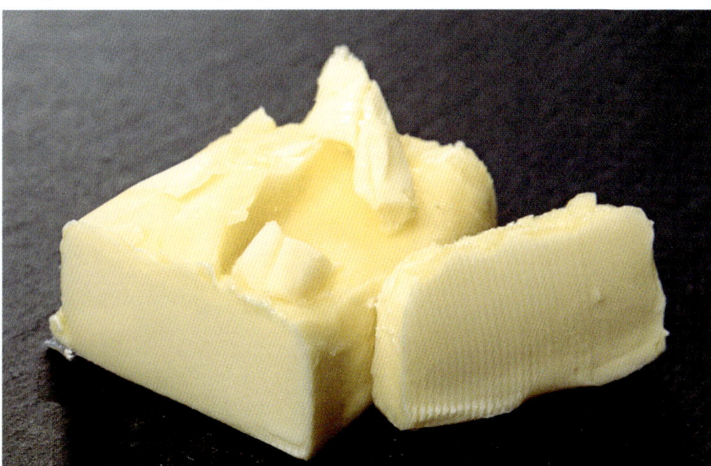

Geruch

- Butter: ranzig
- Übrige Fette: ranzig, kratzend, bitter, tranig, fischig
- Verdorbene Frittierfette stinken

Geschmack

- Butter: ranzig
- Übrige Fette: ranzig, kratzend, bitter, tranig, fischig

Konsistenz

- Glasig
- Bei verdorbenen Frittierfetten bildet sich ein beständiger zäher Schaum, die Fettkonsistenz wird insgesamt dickflüssiger bis zäher

Optimale Lagerung

Billige Frittierfette (Plattenfette) können bei Zimmertemperatur gelagert werden. Hinweise dazu finden Sie auf der Verpackung. Diese Fette werden auch im Handel ungekühlt gelagert. Alle anderen Streichfette lagern Sie am besten im Kühlschrank ganz oben oder in der Tür, dann bleibt das Fett streichfähiger. Außer Sie essen diese selten, dann gehören sie in die kälteste Zone. Fette müssen immer gut verpackt sein, da sie leicht Fremdgerüche annehmen.

Tiefkühleignung

Butter und alle anderen Fette lassen sich hervorragend tiefkühlen, müssen allerdings gut verpackt sein, damit sie keine Fremdgerüche annehmen. D. h. die verpackte Butter noch einmal in einen Tiefkühlbeutel oder eine Tiefkühlbox stecken. Fette mit einem Zusatz, z. B. Halbfettmargarine, eignen sich nicht zum Tiefkühlen, da sich nach dem Tiefkühlen die Fettmasse von der wässrigen Masse lösen kann und damit ein wässriges, unansehnliches Fett entsteht.
Gefrorene Streichfette halten im Tiefkühler ca. 1 Jahr.

Käse

z. B. Parmesan, Bergkäse, Gouda, Mozzarella

Merkmale eines Verderbs

Optik

- Schimmel, z. B. weiß, grau, grün, rosa-weiß oder schwarz (vgl. Abbildung unten).
- Nicht jeder verschimmelte Käse muss sofort in den Abfall. Es gibt eine Faustregel: Je trockener der Käse, desto weniger Möglichkeit hat der Schimmel, in den Käse hineinzuwachsen, weil ein trockener Käse kaum freies Wasser enthält und damit der Schimmel keine optimale Lebensgrundlage findet. Wenn sich also auf einem Hartkäse ein Hauch von Schimmel zeigt, schneiden Sie einfach eine Scheibe in der Dicke des kleinen Fingers weg. Den Rest können Sie essen. Bei Schnittkäsen, also eine Spur weicheren Käsen, sollte das Stück, das Sie abschneiden, etwas dicker sein.

Ein Greenpeace-Test zeigte, dass Schnittkäse selbst 6 Wochen nach Ablauf des MHD noch genießbar war.

Der Käse links ist genießbar, die Käse rechts sind verdorben.

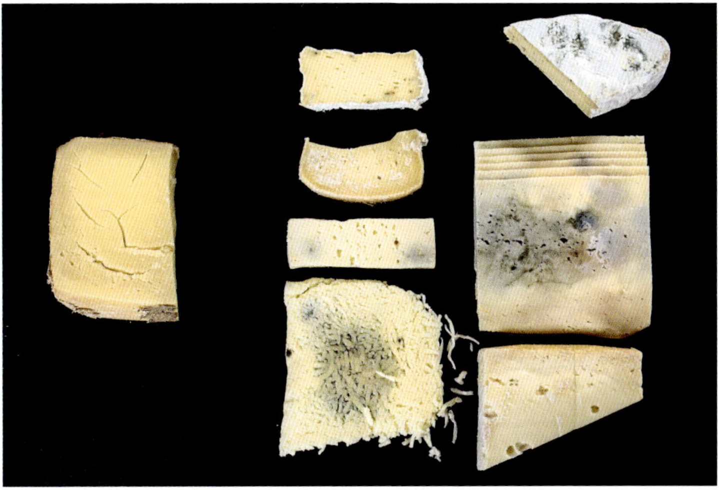

- Bei wasserreicheren Käsesorten, wie Mozzarella, Weichkäse, Käse mit vielen kleinen Löchern und in Salzlake eingelegten Käsesorten, wächst der Schimmel durch. Hier muss der gesamte Käse entsorgt werden.
- Käse, der trocken wurde, wie z. B. jener auf der Abbildung S. 69 ganz links, kann problemlos verzehrt werden, z. B. gerieben und auf ein Gericht gestreut.

Geruch

- Von kaum wahrnehmbar bis unangenehm muffig, schimmlig, verfault, modrig, stechend

Geschmack

- Von kaum wahrnehmbar bis unangenehm muffig, schimmlig
- Frische Käse, z. B. Mozzarella, schmecken sehr unangenehm, sauer, vergoren, leicht bitter oder verfault

Konsistenz

- Kaum wahrnehmbar bis breiig, glitschig

Optimale Lagerung

Damit der Käse sein Aroma behält, ist eine Lagerung im Kühlschrank in der warmen Zone ideal. Wenn Sie den Käse allerdings nur selten essen, dann stellen sie ihn in die kälteste Zone und lassen ihn am besten vor dem Verzehr ein bis zwei Stunden in der Küche temperieren. Käselaibe im Ganzen halten mehrere Jahre. Je länger der Käselaib reift, desto aromatischer wird er, es entstehen aber auch biogene Amine, z. B. Histamin. Für gesunde Menschen stellt das kein Problem dar, denn sie verfügen über ausreichend Enzyme zum Abbau dieser Amine. Patienten mit einer Histaminintoleranz bilden zu wenig von diesem Enzym, daher vertragen sie ältere Käse schlechter.

Schimmel am Käse vermeiden

- Vermeiden Sie Schimmel im Kühlschrank (vgl. S. 23 und 26 Schimmel)!
- Waschen Sie große Käsestücke nach dem Kauf mit kaltem Wasser ab. Auf dem Käse sitzt die gesamte Keimflora der Verkäuferin und der Schneidgeräte, die sie verwendet hat. Die Keime warten nur darauf, sich auf Ihrem Käse auszubreiten. Den Käse nach dem Waschen mit Küchenpapier gut abtrocknen und – in Küchenpapier eingeschlagen – in einer offenen Kühlschrankbox lagern. Wechseln Sie das Küchenpapier

ein- bis zweimal pro Woche und fassen Sie den Käse nur mit gewaschenen Händen an. So bleibt Käse wochenlang schimmelfrei. Abgepackter Käse hält nur deshalb so lange, weil die Schnittstelle „Verkaufstheke" ausgeschaltet wird, also keimfreier abgepackt werden kann.

- Lagern Sie niemals Schimmelkäse neben anderen Käsesorten. Ein Edelschimmel bleibt zwar ein Edelschimmel, auch wenn er auf einem anderen Käse seinen neuen Platz findet, aber Sie können anhand der Optik nicht mehr unterscheiden, ob es sich am z. B. Parmesan wirklich nur um den Schimmel vom Camembert handelt oder ob sich ein ungenießbarer dazugesellt hat. Schimmelkäse daher getrennt von anderen Käsesorten in verschließbaren Boxen lagern.
- Lüften Sie Käse! In einer verschlossenen Box bildet sich Kondenswasser und damit ein guter Nährboden für Schimmel. Käse, der in Küchenpapier gewickelt und offen gelagert wird, muss nicht mehr belüftet werden.
- Käse mag kein Brot, achten Sie daher beim Aufschneiden, dass Sie nicht den Käse auf demselben Brett oder mit demselben Messer schneiden wie zuvor das Brot, denn die Hefepilze oder Bakterien aus dem Sauerteig gelangen sonst auf den Käse.
- Schneiden Sie Schimmelkäse immer mit einem extra Messer, denn wenn Sie davor z. B. Camembert schneiden und danach Bergkäse, übertragen Sie den Schimmel auf den Bergkäse.
- Der angeschnittene Camembert hüllt sich nach ein paar Tagen wieder rundherum mit dem weißen Schimmelpilz ein? Das ist ganz normal, der Schimmel schützt den Käse, damit er im Inneren weiter reifen kann.

Tipp
Camembert und andere Weichkäse mit Schimmelüberzug halten deutlich länger als auf der Packung angegeben. Richtig reif sind diese Käse erst, wenn sie in der Mitte cremig weich werden und den weißen festen Kern verlieren. Kenner kaufen daher z. B. abgelaufenen Camembert und lassen diesen zu Hause ein paar Wochen im Kühlschrank nachreifen.

Tiefkühleignung

Käse lässt sich tiefkühlen, Hartkäse wird nach dem Auftauen allerdings grieslig, d. h. zerbricht beim Schneiden. Zum Kochen und Drüberstreuen können Sie den Käse aber problemlos verwenden.
Mozzarella, Schafskäse und andere in Lake eingelegte Käsesorten können Sie inklusive der Verpackung tiefkühlen. Mit Ausnahme von Glasverpackungen: Diese müssen Sie öffnen (vgl. S. 30).

Fleisch, Fleischwaren, Fisch

Faustregel
Wagen Sie keine Experimente! Verdorbenes Fleisch, verdorbene Fleischwaren und verdorbener Fisch können eine Lebensmittelvergiftung auslösen. Achten Sie auf das Verbrauchsdatum („Zu verbrauchen bis“) und verwenden Sie das Produkt bis zu diesem Tag. Finden Sie bei einem Produkt ein „Mindestens haltbar bis“ seien Sie trotzdem vorsichtig und essen Sie das Produkt so bald wie möglich.

Dieses Kapitel umfasst Frischfleisch, Faschiertes, Wurst, Tiroler Speck (Rohpökelware), Innereien, Fisch roh und Fisch geräuchert.
Die Abbildung auf Seite 73 oben zeigt verschiedene abgelaufene Fleischprodukte. Auch wenn einige davon noch recht appetitlich aussehen, ist ein Verzehr trotzdem riskant. Am längsten halten Speck im Ganzen und Hartwürste. Laut einer Greenpeace-Untersuchung war z. B. Salami im Ganzen selbst nach 8 Wochen über dem MHD noch genießbar.

Merkmale eines Verderbs

Je kleiner die Fleischstücke, z. B. Hackfleisch (Faschiertes), umso eher verdirbt das Produkt, weil die Oberfläche größer wird und damit die Angriffsfläche für Keime. Auch Innereien, wie z. B. Leber, und frischer Fisch verderben sehr rasch.

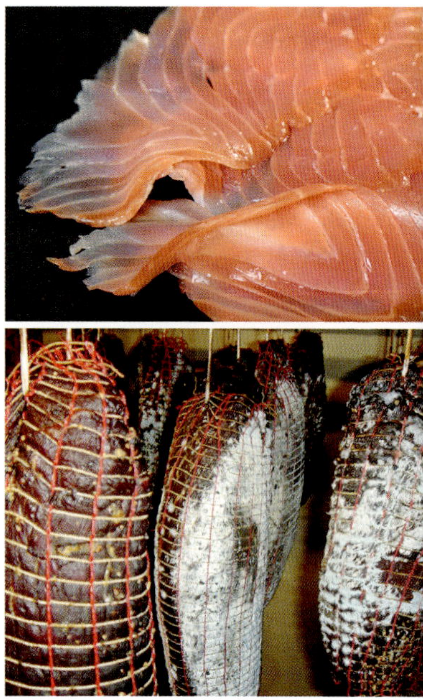

Der Räucherlachs (oben) sieht zwar appetitlich aus, ist aber mikrobiologisch bereits verdorben und kann eine Lebensmittelvergiftung auslösen. Beim Schimmel (unten) handelt es sich hingegen um genießbaren Edelschimmel.

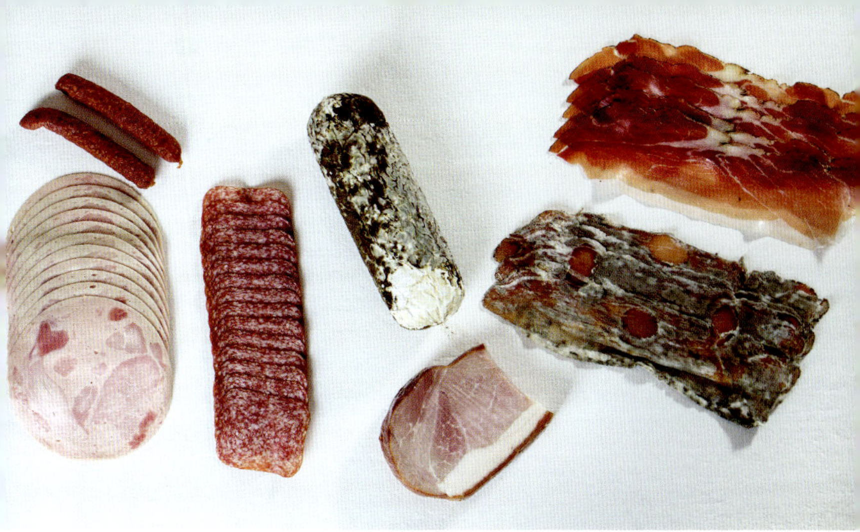

Alle Produkte sind abgelaufen, ein Verzehr ist riskant.

Optik

- Das Spektrum reicht von nicht wahrnehmbar über faul bis von Schimmel befallen, wobei es auch einen Edelschimmel gibt (vgl. Abbildung links unten), der Laie wird diesen aber nicht von einem gefährlichen Schimmel unterscheiden können (vgl. Abbildung oben).
- Achtung! Eine schöne Farbe beim Fisch muss nicht unbedingt Frische bedeuten. Es wurden z. B. bereits alte blasse Thunfische illegal rot nachgefärbt.
- Bei rotem Fleisch finden sich manchmal dunkle Flecken, obwohl das Fleisch noch frisch ist. Diese Flecken entstehen, wenn das Fleisch nach der Schlachtung reifen darf, also gut abhängt. Es handelt sich um ein Qualitätskriterium, das für ein besonders zartes und saftiges Fleisch bürgt.

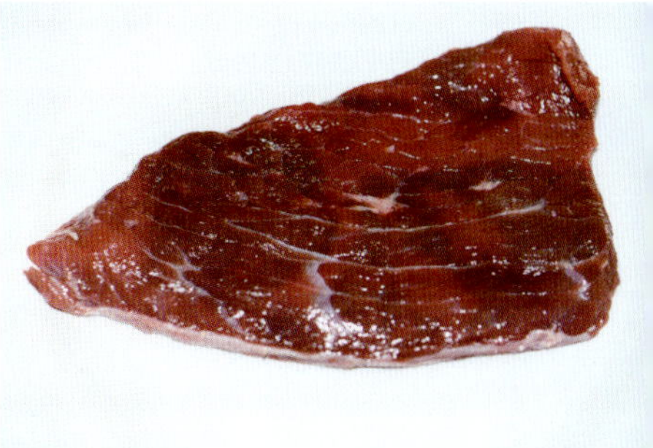

Gut abgehangenes und damit erstklassiges Fleisch

Geruch

- Nicht wahrnehmbar, z. B. bei stark gewürztem Grillfleisch oder Räucherfisch, bis verwest

Geschmack

- Kosten Sie kein Produkt, das verdorben aussieht! Der Geschmack reicht von kaum wahrnehmbar, z. B. bei stark gewürzten Produkten, bis zu übel verdorben.

Konsistenz

- Von kaum wahrnehmbar bis breiig, glitschig

Achtung

- Fleisch wird normalerweise vor Ausgabe an den Konsumenten von einem Tierarzt „beschaut", d. h. auf mögliche krankmachende Erreger untersucht. Nicht so bei Wildfleisch. Dieses wird nicht vom Tierarzt, sondern vom Jäger begutachtet und freigegeben. Wildfleisch roh zu essen, z. B. in Form von Carpaccio oder Rohwürsten, ist nicht unbedenklich und wird daher nicht empfohlen. Wer auf Nummer sicher gehen möchte, gart Fleisch durch.
- Bei Räucherfisch oder gebeiztem Fisch (Graved-Lachs), handelt es sich um Rohfisch. Herkömmliches Kalträuchern wirkt kaum konservierend, diese Produkte verderben also sehr rasch. Eingesalzene und bei mindestens 60 °C heiß geräucherte Produkte halten länger als Kaltgeräuchertes.

Optimale Lagerung

Frisches Fleisch, Fisch und Wurstwaren, mit Ausnahme von Rohwürsten, z. B. Salami und Tiroler Speck, sollen immer gut gekühlt und daher sofort nach dem Kauf in den Kühlschrank in die kälteste Zone gelegt werden. Manche Fleischpackungen dienen als Reifepackung, d. h. das Fleisch muss in diesen noch ein paar Tage weiter reifen, um genießbar zu sein, aus anderen sollte man es unmittelbar nach dem Kauf in einen verschließbaren Behälter umfüllen. Hinweise dazu finden Sie auf der Verpackung. Steht nichts oben, so können Sie das Fleisch in der Packung belassen.

Tipp

Waschen Sie zum Schutz vor Schimmel Wurststücke zu Hause ab. Wie man das macht und warum, finden Sie auf Seite 70.

Fleischsaft kann Keime enthalten, die sich auf andere Lebensmittel übertragen, daher sollte Fleisch immer gut verpackt sein.
Lagern Sie Faschiertes und Innereien bei maximal 2 °C, das entspricht im Kühlschrank der 0-Grad-Zone. Wer das nicht hat, der sollte die Ware möglichst noch am Tag des Kaufs verkochen oder bei mindestens -18 °C tiefkühlen.
Ganze, also noch nicht angeschnittene Rohwürste und Speck, z. B. Tiroler Speck, können bei kühler Zimmertemperatur (bis ca. 15 °C) an einem Spagat aufgehängt gelagert werden. Die Produkte trocknen allerdings nach. Angeschnittenes sollte in den Kühlschrank. Bei manchen Rohwürsten und Specksorten bildet sich ein Edelschimmel (vgl. Abbildung 72 unten). Fragen Sie am besten beim Hersteller nach, wenn Sie sich unsicher sind, ob der Schimmel genießbar ist.

Tiefkühleignung

Achtung
Wenn Sie ein Fleischpaket einfrieren möchten, also z. B. 10 kg bunten Fleischmix, dann beachten Sie die Hinweise auf Seite 29 im Kapitel Tiefkühlen!

Zum Tiefkühlen eignet sich alles außer Wurst. Es gibt nur eine Ausnahme, Rohwürste, diese können Sie auch tiefkühlen. Packen Sie die Produkte luftdicht ein, sonst entsteht Gefrierbrand.
Als grobe Faustregel gilt, je kleiner die Stücke, z. B. Faschiertes oder Geschnetzeltes, und je fetter das Fleisch oder der Fisch, z. B. Schweinebauch oder Lachs und Thunfisch, desto kürzer ist die Haltbarkeit. Schweinefleisch, Faschiertes und Kleingeschnittenes halten im Tiefkühler ¼ bis ½ Jahr. Alle anderen Fleisch- und Fischsorten können Sie bis zu 1 Jahr tiefkühlen. Danach schmeckt das Fleisch unangenehm nach jenem Tier, von dem es stammt, z. B. Schweinefleisch nach Schwein.
Tauen Sie Fleisch im Kühlschrank langsam auf, denn bei Zimmertemperatur produzieren Sie eine Keimschleuder. Entsorgen Sie den Fleischsaft, dieser ist besonders reich an Keimen.

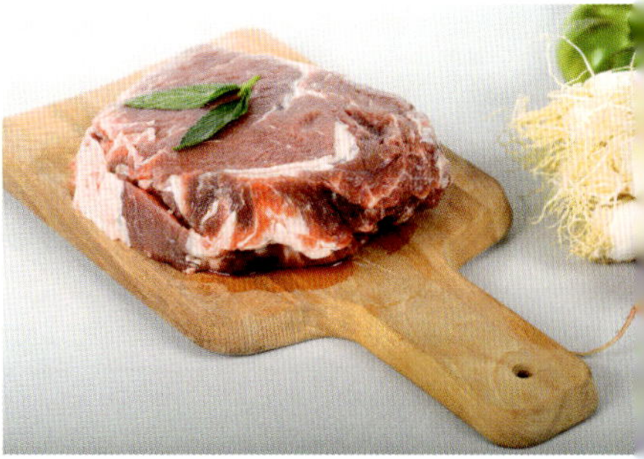

Der Fleischsaft, und damit alle Keime, werden vom Holz aufgesogen, dies sollte nicht sein.

Eier

Merkmale eines Verderbs

Faustregel
Ein verdorbenes Ei verändert die Farbe und stinkt fürchterlich!

Hinweis: Der Test im Wasserglas sagt nichts über Verderb aus, sondern nur über die Frische. Ein frisch gelegtes Ei hat fast keine Luftkammer und bleibt daher im Wasserglas ganz unten liegen, je älter das Ei, desto mehr steigt es auf. Aber selbst ein altes Ei kann noch gut sein. Um einen Verderb zu erkennen, müssen Sie am Ei riechen, und wenn sich kein verdorbener Geruch feststellen lässt, dann das Ei aufschlagen, Optik und Geruch verraten sofort einen Verderb.

Optik

- Das Eiweiß (Eiklar) darf keine andere Farbe annehmen, also nicht z. B. pink, grün oder grau sein. Auch der Dotter darf nicht verfault aussehen.
- 👍 Die Dotterfarbe (Eigelb) variiert in Abhängigkeit des Hühnerfutters zwischen hell bis dunkelorange, das ist normal (vgl. Abbildung unten, verdorbenes Ei).
- 👍 Ein grüner Ring um einen gekochten Eidotter weist nur darauf hin, dass das Ei sehr lange gekocht wurde. Es ist problemlos genießbar.
- 👍 Blutige oder fleischige kleine Flecken sind kein Zeichen für Verderb, blutige Flecken können z. B. entstehen, wenn bei der Eibildung ein kleines Blutgefäß reißt. Keine Sorge, es handelt sich dabei nicht um Küken, denn zur Befruchtung bräuchte es einen Hahn, und der steht Legehennen selten zur Verfügung.

Verdorbenes Ei

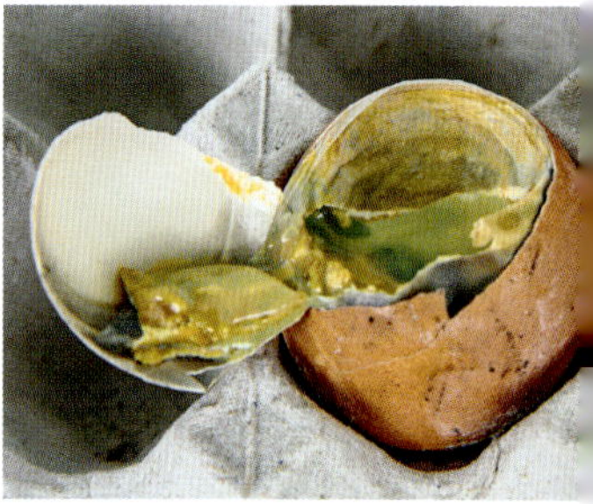

Geruch

- Penetranter und fauler Geruch nach Schwefel
- Verdorbene gekochte Eier stinken übelst und sind damit unverkennbar.

Geschmack

- Kosten Sie keine Eier, die verdorben aussehen, Sie könnten sich eine Lebensmittelvergiftung holen!

Konsistenz

- Breiig, verfault, ganz anders, als man es von einem Ei gewohnt ist

Optimale Lagerung

Lagern Sie rohe Eier mit der spitzen Seite nach unten im Kühlschrank, z. B. in der Tür und dunkel. Wenn Sie nur selten Eier verwenden, geben Sie diese in die kälteste Zone im Kühlschrank. Achtung! Auf der Eischale finden sich unzählige Poren. Das Ei zieht also Fremdgerüche an. Lagern Sie daher Eier nie neben stark riechenden Lebensmitteln. Gekochte Eier sollen ebenfalls in den Kühlschrank, verderben aber innerhalb von 1 bis 2 Wochen. Industriell gefärbte Ostereier halten länger.

Tiefkühleignung

Ganze Eier zerspringen, Dotter und Eiklar lassen sich aber bis zu 10 Monate tiefkühlen.

Verkaufsdatum, Ablaufdatum, Lebensmittelvergiftung?
Eier dürfen laut Gesetz nur bis zum Verkaufsdatum verkauft werden und bekommen zusätzlich noch ein MHD. Tatsächlich halten Eier bei optimaler Lagerung aber deutlich länger. Viele Menschen haben Angst, dass sie sich eine Lebensmittelvergiftung holen, wenn das Verkaufsdatum überschritten ist. Diese Angst ist vollkommen unbegründet und führt nur dazu, dass unzählige genießbare Eier im Müll landen. Greenpeace testete 2017 den Verderb von Eiern und kam zu einem erstaunlichen Ergebnis. Die Eier waren selbst 10 Wochen nach Ablauf des MHD noch genießbar.

Das Ei ist abgelaufen, was nun?
Riechen Sie am Ei, riecht es noch gut, so schlagen Sie es auf, am besten nicht direkt in ein Gericht, sondern sicherheitshalber in eine Tasse. Stinkt das Ei nicht und gibt es keine ungewohnten optischen Veränderungen, so können Sie das Ei zum Kochen verwenden, z. B. für Kuchen oder Spätzle. Roh oder halbroh sollten Eier wegen der Salmonellengefahr prinzipiell nicht verzehrt werden, schon gar nicht abgelaufene Eier. Die Salmonellengefahr hat sich zwar in den letzten Jahren aufgrund von Geflügelimpfungen reduziert, ist aber nicht ausgelöscht.

Konserven

Dieses Kapitel umfasst alle Arten von Konserven, z. B. Gemüsekonserven, Obstkonserven, Fleischkonserven und Fischkonserven.

Faustregel
Konserven halten jahrelang, vorausgesetzt sie sind nicht beschädigt oder aufgebläht. In beiden Fällen muss der Inhalt entsorgt werden, da sonst schwere Erkrankungen die Folge sein können.

Merkmale eines Verderbs

Optik

- Dose aufgebläht? Dies kann ein Hinweis darauf sein, dass sich in der Dose das hochgiftige Bakterium Clostridium botulinum befindet, das sich im Erdreich, dem Verdauungstrakt von Tieren inklusive Fischen und dem Meeresboden befindet. Aufgeblähte Dosen am besten gar nicht öffnen, sondern sofort entsorgen, denn das Bakterium ist hochgiftig. Das Bakterium und deren Gifte lassen sich bei der Herstellung durch eine Kochzeit von

Beschädigte Konserven

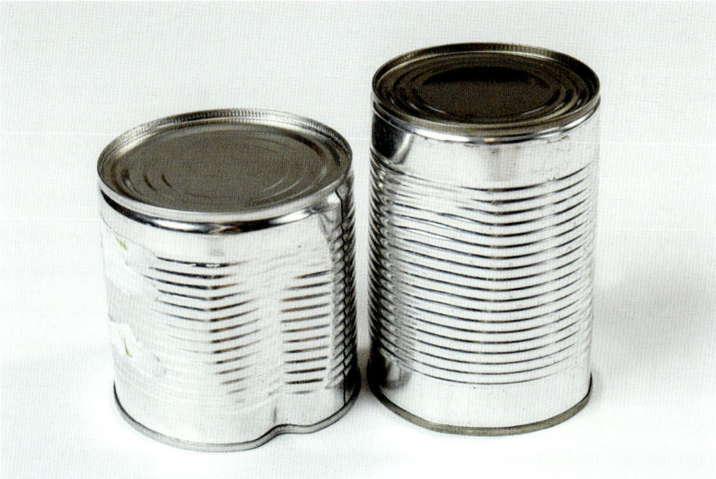

10 Minuten abtöten, diese 10 Minuten müssen auch zu Hause beim Einkochen eingehalten werden, sonst kann es passieren, dass sich das Bakterium auch in Ihren hausgemachten Köstlichkeiten gemütlich macht.

- Beschädigte Dosen (vgl. Abbildung auf S. 78) entsorgen, denn die Ware kann mit dem aufgerissenen Dosenmaterial eine chemische Reaktion eingehen, die für das menschliche Auge nicht sichtbar ist, z. B. ein Herauslösen von Schadstoffen aus dem Weißblech oder Aluminium durch eine Innenkorrosion. Normalerweise wird dieses Problem durch eine entsprechende Schutzschicht in der Dose reduziert bis verhindert, kommt es aber zu einer Verletzung dieser Schutzschicht, so ist die Barriere nicht mehr gewährleistet.

Geruch

- Übler, stechender, verwester oder fremder Geruch

Geschmack

- Kosten Sie keinen Inhalt von aufgeblähten Dosen!

Konsistenz

- Jede Konsistenz, die nicht der Originalkonsistenz oder der zu erwartenden Konsistenz entspricht

Optimale Lagerung

Dosen können bei Zimmertemperatur, also z. B. in der Küche, gelagert werden. In feuchten Kellern kann die Dose rosten. Füllen Sie bei geöffneten Dosen den Inhalt immer um, z. B. in ein Schraubverschlussglas, und stellen Sie dieses in den Kühlschrank. Nach dem Öffnen ist es ratsam, die Ware innerhalb weniger Tage aufzubrauchen.
Dosen mit Fisch- oder Fleischinhalt sollten nach Ablauf des Haltbarkeitsdatums entsorgt werden, da ansonsten bei Verzehr die Gefahr einer Lebensmittelinfektion besteht.

Tiefkühleignung

Unsinnig, da von Haus aus lange haltbar

Essig

Merkmale eines Verderbs

Faustregel
Die Wahrscheinlichkeit, dass Essig verdirbt, ist gering, handelt es sich doch um ein Konservierungsmittel. Daher gibt es bei Essig auch kein vorgeschriebenes Haltbarkeitsdatum.

Optik

- Schimmelpilz – führt zu einer pelzigen Haut

👍 Schimmel ist nicht zu verwechseln mit der Essigmutter (vgl. Abbildung unten). Diese entsteht z. B., wenn der Essig zu warmgehalten wird. Es handelt sich dabei um eine gallertartige, teilweise fadenziehende Masse, die durch eine Anhäufung von Essigsäurebakterien entsteht. Die Essigmutter ist harmlos und kann, wenn sie stört, abgefiltert werden.

Geruch

- Stechend, alkoholisch, nicht reintönig

Geschmack

- Fremder Geschmack, z. B. nach Alkohol

Konsistenz

- Schleimig

Die Essigmutter ist in diesem Essig deutlich erkennbar.

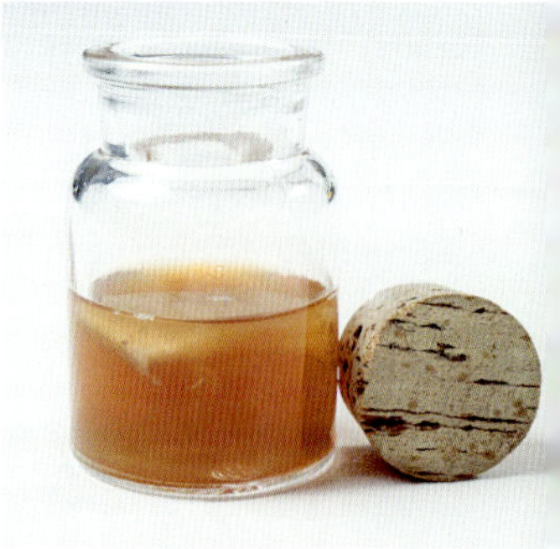

Optimale Lagerung

Zur längeren Lagerung mag es Essig kühl und dunkel. Eine geöffnete Flasche hält sowohl im Vorratsschrank als auch im Kühlschrank viele Wochen, ohne zu verderben.

Tiefkühleignung

Unsinnig, da von Haus aus lange haltbar

Speiseöle

Merkmale eines Verderbs

Faustregel
Öle halten – kühl und dunkel gelagert – monatelang. Verdorbene Öle schmecken und riechen ranzig.

Optik
- Kaum wahrnehmbar

Geruch
- Ranzig, kratzend, bitter, tranig, fischig
- Manche Öle weisen einen charakteristischen Geruch und Geschmack auf. So riecht z. B. Hanföl grasig und schmeckt herb-nussig, Omega-3-Fettsäure-reiche Öle, wie z. B. Leinöl, erinnern zart an Fisch und Heu.

Geschmack
- Ranzig, kratzend, bitter, tranig, fischig

Konsistenz
- Kann evtl. zähflüssiger werden, sehr alte Öle ähneln einem zähen Schmierfett

Optimale Lagerung

Kühl und dunkel. Kaltgepresste Öle sollten in den Kühlschrank, insbesondere Öle mit einem hohen Anteil an Omega-3-Fettsäuren, z. B. Leinöl, und vitaminreiche Öle, z. B. Weizenkeimöl. Füllen Sie Öle aus hellen Verpackungen in dunkle Flaschen oder umhüllen Sie die Flasche mit z. B. Alufolie, denn Licht setzt den Ölen sehr schnell zu.
Öle, die nicht kaltgepresst sind, z. B. einfache Öle zum Kochen, halten auch im Vorratsschrank.

Tiefkühleignung

Ein Tiefkühlen ist möglich. Öle frieren zwar nicht durch, halten aber im Gefrierschrank länger.

Senf, Mayonnaise, Remouladen, Pesto und ähnliche Pasten

Merkmale eines Verderbs

Faustregel
Senf, Mayonnaise und ähnliche Pasten halten zumeist noch lange über das Haltbarkeitsdatum hinaus. Wenn das Produkt gut riecht, schmeckt und keine veränderte Konsistenz aufweist, können Sie es verwenden.

Optik

- Schimmel, dies passiert vor allem bei Produkten im Glas und zwar besonders dann, wenn das Produkt mit unsauberem Besteck herausgelöffelt wird. Selbst wenn Sie den Schimmel abschöpfen, bleibt das Produkt ungenießbar.
- Flüssigkeit kann beim Öffnen der Tube austreten (vgl. Abbildung unten); dies passiert, weil sich die Flüssigkeit oben absetzt. Daher die Tube oder das Glas vor dem Öffnen schütteln. Der bloße Flüssigkeitsaustritt stellt keinen Verderb dar. Sie können die Flüssigkeit auch einfach nur wegschütten und den Rest verwenden.
- Entsteht eine oberflächliche leichte Dunkelfärbung ohne Schimmelbildung, genügt ein Abschöpfen.

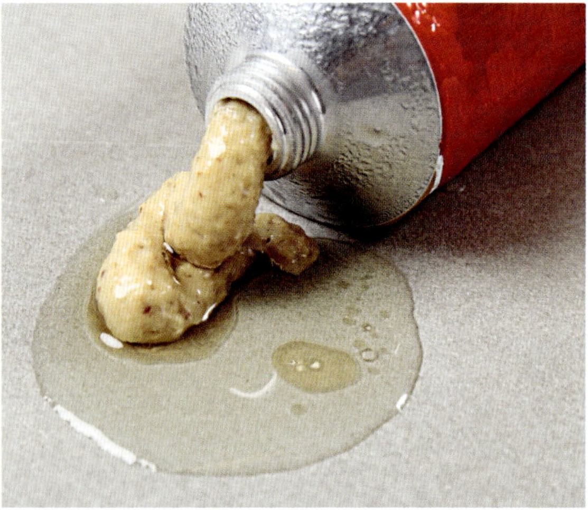

Harmloser Flüssigkeitsaustritt

Geruch

- Schimmlig, modrig, ranzig, stechend

Geschmack

- Schimmlig
- Mayonnaise kann ranzig schmecken
- 👆 Alter Senf verliert oft an Schärfe, das stellt aber keinen Verderb dar

Konsistenz

- Mayonnaise kann glasig werden, das ist ein Zeichen für einen Fettverderb

Optimale Lagerung

Ungeöffnetes kann kühl und dunkel gelagert werden, z. B. im Vorratsraum, Angebrochenes im Kühlschrank ganz oben oder in der Tür. Pesto sollte immer mit einer Ölschicht bedeckt sein, da es sonst rasch schimmelt.

Achtung
Hausgemachte Mayonnaise sollte im Idealfall am Tag der Herstellung verzehrt werden, denn hier ist die Gefahr hoch, dass sich bei der Herstellung unliebsame Keime in die Emulsion verirren.

Tiefkühleignung

Wegen der langen Haltbarkeit ist eine Tiefkühlung nicht nötig, außer bei Pesto, dieses lässt sich problemlos tiefkühlen. Achtung! Bei flüssigkeitsreichen Pestos zum Einfrieren den Deckel öffnen und erst dann wieder schließen, wenn das Pesto gefroren ist, sonst kann das Glas springen. Damit nicht der gesamte Tiefkühlschrank nach Pesto riecht, packen Sie das Pesto in eine gut verschließbare Tiefkühlbox oder einen Tiefkühlbeutel.

Kräuter, Gewürze, Tee

Dieses Kapitel umfasst getrocknete Gewürze sowie frische und getrocknete Kräuter inklusive Teekräuter.

Faustregel
Kräuter und Gewürze beginnen zu schimmeln, wenn sie feucht werden. Trocken gelagert halten sie jahrelang, verlieren aber mit der Zeit an Aroma.

Merkmale eines Verderbs

Optik

- Getrocknete Kräuter schimmeln bei zu hoher Feuchtigkeit und werden mitunter von Insekten befallen, erkennbar an z. B. kleinen Gespinsten in der Packung. Es sind sehr geringe Mengen an tierischen Verunreinigungen gesetzlich erlaubt, und zwar jene Mengen, die sich technologisch nicht vermeiden lassen.
- Erde, Sand oder andere Beimengungen haben in getrockneten Kräutern nichts verloren und stellen einen Verderb dar.
- Frische Kräuter können faulen und schimmeln.
- 👍 Ein Welken von frischen Kräutern bedeutet nicht automatisch einen Verderb, es stellt lediglich den ersten Schritt des Trockenvorgangs dar. Welke Kräuter lassen sich verkochen oder Sie trocknen sie zur Gänze und verwenden dann das getrocknete Kraut.

Geruch

- Muffig, modrig, schimmlig

Geschmack

- Bei geringem Schimmelbefall kaum wahrnehmbar, vor allem, weil man Gewürze selten pur verzehrt.
- Faulig, schimmlig

Konsistenz

- 👍 Verklumpungen entstehen, wenn das Gewürz feucht wird. Es muss damit nicht bereits verdorben sein, verdirbt aber schneller als ein trockenes Produkt.

👍 Manche Gewürze weisen einen wolligen oder wattigen Charakter auf, z. B. Beifuß. Das Aussehen mag zwar ungewöhnlich sein, stellt aber keinen Verderb dar. Fragen Sie im Zweifelsfall beim Hersteller nach. Oft finden Sie auch einen Hinweis auf der Verpackung.

Optimale Lagerung

Frische Kräuter verwenden Sie am besten ganz frisch. Im Kühlschrank halten die Kräuter bis zu zwei Wochen. Achtung! Kräuter, die vorzugsweise im Süden wachsen, z. B. Thymian und Rosmarin, lagern Sie im Kühlschrank in der warmen Zone. In der kalten Zone entstehen Kälteschäden, erkennbar an braunen, aber nicht faulen Blättern (vgl. Abbildung unten). Ein „Einwässern", wie bei einem Blumenstrauß, ist nicht ideal, da dadurch viele Wirkstoffe vom Kraut in das hypotone, also im Vergleich zu den Kräutern mineralienärmere Wasser gezogen werden. Es genügt, wenn Sie die Kräuter einfach trocken in eine Kühlschrankbox geben.

Getrocknete Kräuter und Gewürze lagern Sie am besten in luftdichten, dunklen Gläsern, Porzellangefäßen, Edelstahl- oder Blech-Teedosen. Gefäße aus Plastik absorbieren ätherische Öle, also die gesunden

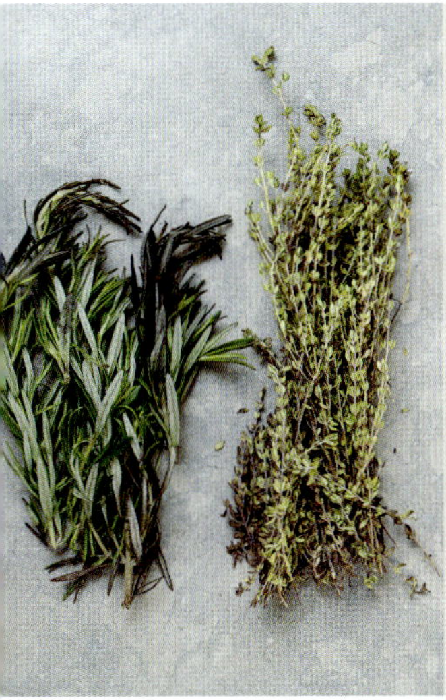

Rezepttipp für eine Kräuterpaste

Pürieren Sie frische Kräuter (ca. 5 Handvoll) mit Öl (ca. ¼ Tasse = 60 g), Salz (ca. 2 EL) und evtl. Knoblauch (ca. 3 bis 4 Zehen) zu einer feinen Paste. Füllen Sie die Paste in kleine Schraubverschlussgläser und frieren Sie diese ein. Achtung! Die Paste dehnt sich beim Gefrieren aus. Geben Sie daher den Deckel erst am nächsten Tag auf die Kräutergläser. Damit Ihr Tiefkühler aber nicht nach Kräutern riecht, packen Sie die geöffneten Gläser in einen luftdicht schließenden Tiefkühlbeutel oder in eine luftdichte Gefrierbox. Am nächsten Tag können Sie den Deckel aufsetzen. Die Paste eignet sich perfekt als Würzmittel für Salatmarinaden und alle pikanten Speisen. Nach dem Auftauen lagern Sie die Paste in der kältesten Zone im Kühlschrank. Die Paste hält dort mindestens 1 Monat.

Geschmacksgeber, und sind daher nicht optimal. Achten Sie darauf, dass die Gewürze nicht feucht werden, sonst bildet sich Schimmel. Gewürze also niemals direkt aus dem Aufbewahrungsbehälter über den dampfenden Kochtopf streuen, denn diese Feuchtigkeit kleidet den gesamten Behälter aus und bietet Schimmel beste Bedingungen. Daher sollten Gewürze immer zuerst in einen trockenen Behälter, z. B. in eine kleine Schüssel, und erst dann in den Topf gegeben werden. Eine dunkle Lagerung hemmt das Bleichen der Kräuter und verlangsamt den Abbau der Inhaltsstoffe. Je kühler, desto besser, ein Plus von 10 °C führt zu einer Verdoppelung der Abbauprozesse. Im Kühlschrank ist es allerdings zu kalt. Je größer das Gewürz, desto weniger Inhaltsstoffe gehen verloren. Mörsern oder mahlen Sie daher Kräuter und Gewürze idealerweise unmittelbar vor der Verwendung. So aufbewahrt halten Kräuter – im Ganzen oder grob geschnitten – bis zu 3 Jahre, pulverisiert bis zu 6 Monate. Handelt es sich um Kräuter mit einem hohen Anteil an flüchtigen Stoffen, also sehr aromatische Kräuter, wie z. B. Rosmarin, so reduziert sich die Haltbarkeit auf 6 Monate bzw. in der Pulverform auf 2 Wochen. Danach wird das Kraut zwar nicht gesundheitsschädlich, aber die Wirkstoffe und der Geschmack bauen sich ab.

Getrocknete Tees beginnen nach ca. 1 Jahr ihr Aroma einzubüßen. Sie sind zwar trotzdem noch genießbar, aber schmecken und wirken nicht mehr so intensiv.

Tiefkühleignung

Frische Kräuter können Sie im Ganzen, geschnitten oder in Form von Kräuterpaste tiefkühlen. Luftdicht verpackt halten sie ca. 1 Jahr. Trockene Kräuter sind zum Tiefkühlen weniger geeignet, da sie nach dem Auftauen durch die Feuchtigkeit rasch schimmeln würden.

Brot

Merkmale eines Verderbs

Faustregel
Solange Brot nicht schimmelt, muffig riecht und schmeckt oder Fäden zieht, ist es genießbar.

Optik

- Schimmel! Sobald sich eine schimmlige Stelle auf das Brot gesellt, muss das Brot entsorgt werden, denn der Schimmel zieht sich durch das gesamte Brot, auch wenn dies für das menschliche Auge nicht sichtbar ist (vgl. Abbildung auf S. 88; die Brote auf der rechten Seite weisen Schimmelbefall auf und sind daher nicht genießbar).

Geruch

- Schimmlig, muffig, modrig

Geschmack

- Schimmlig, muffig, modrig

Konsistenz

- Zieht evtl. Fäden
- 👉 Frisches Brot wird mit jedem Tag härter und teilweise zäher. Dabei handelt es sich aber nur um einen Feuchtigkeitsverlust (vgl. Abbildung auf S. 88, die Brote auf der linken Seite sind nur eingetrocknet, aber noch genießbar). Wenn Sie das Brot unter den Wasserhahn halten, ein paar Sekunden lang gut durchfeuchten, auf ein mit Backpapier ausgekleidetes Backblech setzen und bei ca. 180 °C ca. 15 bis 25 Minuten backen, schmeckt es wieder wie frisch, d. h. außen knusprig, innen weich.

Optimale Lagerung

Frische Brotlaibe halten die ersten zwei Tage in der Küche ohne Verpackung. Dazu das Brot mit der Schnittfläche nach unten auf einen Teller stellen. So bleibt die Kruste erhalten. Wenn Sie das Brot in eine Verpackung stecken, leidet die Kruste, da die Feuchtigkeit nicht verdunsten kann. Es gibt zwar Spezialfolien, die diesen Vorgang reduzieren sollen,

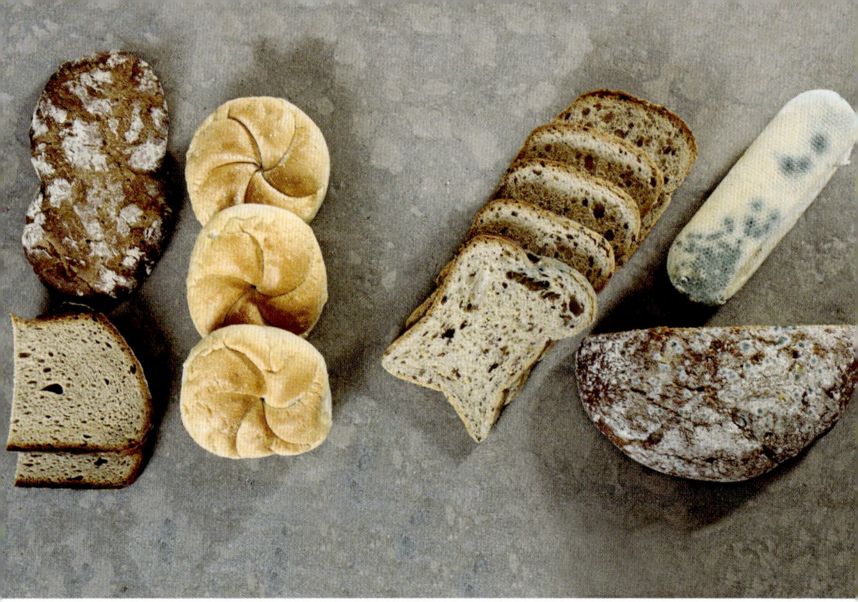

Links: trockenes Brot – genießbar; rechts: schimmliges Brot – ungenießbar

aber diese Folien hat kaum einer zuhause. Ab dem ca. dritten Tag sollte das Brot in einen Aufbewahrungsbehälter gegeben werden, denn sonst trocknet es zu rasch aus. Als Aufbewahrungsort eignet sich der kalte Backofen sehr gut. Dort bildet sich, im Gegensatz zur Brotdose, selten Schimmel, und wenn doch einmal, können Sie den Ofen auf die höchste Temperatur einschalten und eine Reinigung mit Chlor durchführen, um so den Schimmel und die Sporen zu entfernen. Wenn Sie den Backofen zweimal täglich für ein paar Minuten öffnen, z. B. während des Frühstücks- und Abendessens, genügt das als Luftaustausch. Schimmel entsteht immer dann, wenn die Feuchtigkeit vom Brot nicht entweichen kann, z. B. weil Sie die Brotdose zu wenig lüften. Steckt einmal ein verschimmeltes Brot in der Brotdose, so bleiben die Sporen meistens darin und Ihr Brot wird immer wieder schimmeln. Im kalten Backofen ergibt sich dieses Problem kaum.
Kleine Brötchen aus dem Aufbackshop trocknen sehr schnell aus oder werden gummiartig und sollten daher entweder am selben Tag gegessen oder tiefgekühlt werden. Selbstgebackene kleine Brötchen halten unverpackt bis zu 3 Tage, dann werden sie trocken.

Brot sollte nicht in den Kühlschrank, denn dort beschleunigt sich der Vorgang des Trocknens, das Brot wird also eher altbacken, mitunter auch gummiartig, zudem leiden die Kruste und der Geschmack. Außer es ist im Sommer sehr feucht, dann verdirbt das Brot auch außerhalb des Kühlschranks sehr rasch. In diesem Fall empfiehlt es sich, das Brot in Scheiben zu schneiden, tiefzukühlen und bei Bedarf im Toaster aufzubacken.

Hartes Brot kann zu Knödelbrot oder Bröseln verarbeitet werden. Falls das Brot zu hart zum Schneiden ist, Sie es aber trotzdem für Knödel verwenden möchten, übergießen Sie es mit kochend heißer Milch oder Wasser. Lassen Sie es ca. 15 Minuten quellen, damit weicht es auf und Sie können es weiterverarbeiten. Falls Sie zu viel Flüssigkeit erwischt haben, das Brot also viel zu weich ist, drücken Sie die Flüssigkeit mit der Hand aus dem Brot heraus.

Knäckebrot können Sie – wie Kekse – in einer Keksdose aufbewahren.

Tiefkühleignung

Brot lässt sich wunderbar einfrieren. Brotscheiben und kleine Brötchen können Sie im Toaster aufbacken, große Brote entweder bei Zimmertemperatur auf einem Backofengitter auftauen lassen oder, wenn Sie den Charakter eines frisch gebackenen Brotes möchten, das Brot mit Wasser bestreichen und für ca. 10 bis 20 Minuten in den auf ca. 180 °C vorgeheizten Backofen schieben. Damit beim Tiefkühlen kein Gefrierbrand entsteht, ist es wichtig, das Brot luftdicht zu verpacken.

Tipp
In Toastern mit breitem Schlitz passen nicht nur Brotscheiben, sondern auch kleine, flache Brötchen, die für einen herkömmlichen Toaster zu breit sind.

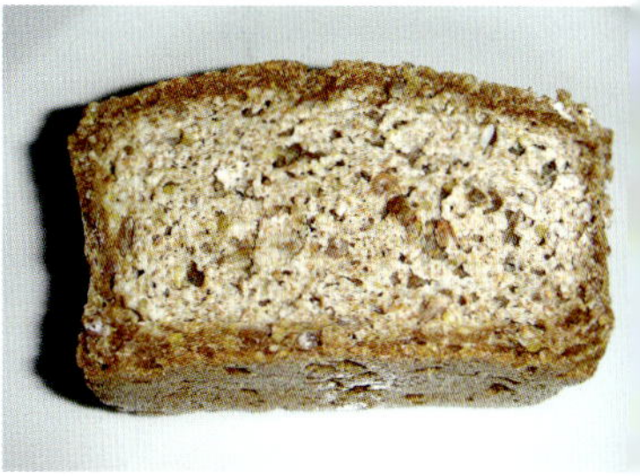

Brot mit deutlichem Gefrierbrand, erkennbar an der weißen Brotkrume.

Germ (Hefe), Backpulver

So überprüfen Sie die Triebfähigkeit

- **Backpulver:** Streuen Sie ein paar Prisen vom Pulver in kaltes Wasser. Wenn es innerhalb einer Minute zu schäumen beginnt, dann ist das restliche Backpulver verwendbar, allerdings nicht jenes, das Sie für den Test verwendet haben, denn dieses hat die Triebwirkung im Zuge des Tests verloren.
- **Frische oder getrocknete Hefe (Germ):** Lösen Sie die Hefe in ca. ½ Tasse lauwarmem Wasser auf. Mischen Sie ca. ½ TL Zucker und ½ TL Mehl unter. Füllen Sie die Mischung in eine Schüssel um, die ca. dreimal so groß ist wie die Flüssigkeitsmenge. Bestäuben Sie das Hefewasser mit Mehl (ca. 1 TL), decken Sie das Gemisch zu und stellen Sie es für mindestens 15 Minuten an einen warmen Ort, z. B in ein Bad aus lauwarmem Wasser. Wenn die Hefe zu blubbern beginnt und aufgeht, dann können Sie diese gleich direkt für den Hefeteig verwenden. Tut sich nichts, gibt es keine Triebwirkung mehr und die Hefe ist verdorben.

Faustregel
Germ und Backpulver nutzt man als Triebmittel. Ist diese Funktion erhalten, können Sie die Triebmittel auch lange nach Ablauf des MHD verwenden. Zur Überprüfung der Triebfähigkeit gibt es einfache Möglichkeiten.

Merkmale eines Verderbs

Optik

- **Frische Hefe:** Schimmel, schwarze oder andersfärbige Stellen zeigen einen Verderb an. Ist die Hefe nur an den Rändern eingetrocknet, können Sie diese trotzdem verwenden. Es kann allerdings sein, dass die Hefe nicht mehr ganz so schnell aufgeht.
- **Trockenhefe:** Kaum wahrnehmbar
- **Backpulver:** Wird Backpulver feucht, dann klumpt es. In diesem Fall sieben Sie das Backpulver, so lösen sich die Klumpen wieder auf. Überprüfen Sie die Triebfähigkeit (siehe oben).

Geruch

- Unangenehmer Geruch, intakte Ware riecht angenehm
- Fremdgerüche im Backpulver

Geschmack

- Kaum wahrnehmbar, da man beide Produkte üblicherweise nicht pur verkostet

Konsistenz

- Frische Hefe wird schmierig, Backpulver klumpig. Trockenhefe verändert die Konsistenz nur, wenn sie feucht wird.

Optimale Lagerung

Geben Sie **frische Hefe** unmittelbar nach dem Kauf in ein Schraubverschlussglas oder einen luftdicht verschließbaren Behälter und stellen Sie die Hefe in den Kühlschrank in die kälteste Zone, am besten in die 0-Grad-Zone. So verpackt hält Hefe für mehrere Monate. Ohne diese Verpackung schimmelt Hefe sehr schnell oder trocknet aus.
Backpulver und Trockenhefe: Die Beutel einfach in den Vorratsschrank geben und bei Zimmertemperatur aufbewahren. Lose Ware zudem luftdicht verschließen, z. B. in einem dunklen Schraubverschlussglas.

Tiefkühleignung

Hefe lässt sich tiefkühlen, wird dann aber beim Auftauen sehr weich. Backpulver tiefzukühlen macht keinen Sinn, da es ohnehin sehr lange hält.

Backwaren, süß oder pikant, Konditorwaren

Faustregel
Je nach Feuchtigkeitsgehalt lassen sich feine Backwaren zwischen wenigen Tagen (z. B. Torten) und mehreren Monaten (z. B. Kekse) aufbewahren. Viele Backwaren schmecken selbst nach Tagen mithilfe eines Tricks (siehe unten) wie frisch gebacken. Trockenes Gebäck à la Kekse passt am besten in die Keksdose, feuchtes Gebäck in den Kühlschrank.

Dieses Kapitel umfasst folgende Gebäcksorten: Mürbteig, z. B. Kekse, Cracker, Rührteig, z. B. Kuchen, Strudelteig, z. B. Apfelstrudel, Plunderteig und Blätterteig, z. B. Topfengolatschen, Germteig, z. B. Buchteln und Krapfen, Lebkuchen, Biskuitmasse, z. B. Biskuitroulade, Biskotten, Hohlhippen, Windbäckerei, Zwieback, Torten mit Cremefüllung.

Merkmale eines Verderbs

Optik

- Schimmel (vgl. Abbildung auf S. 93; der Zopf auf der rechten Seite weist Schimmelspuren auf und ist damit ungenießbar, die Gebäckstücke links sind altbacken).

Altbackenes Gebäck ist nur trocken, nicht verdorben. Sie können das Gebäck, je nach Sorte, aufbacken, zum Kochen verwenden oder ganz trocknen lassen und zu Bröseln reiben. Zu den typischen Reste-Gerichten zählen Pofesen (mit Marmelade gefüllte Zopf- oder Germteig-Gebäckstücke, durch Backteig gezogen und frittiert) und Scheiterhaufen, ein Auflauf aus Gebäckresten, Äpfeln und Eiermilch. Biskuitreste eignen sich wunderbar zur Herstellung von Bröseln, die dann z. B. Marillenknödel veredeln. Bei frisch gebackenem Gebäck können ca. 10 % vom Mehl durch Bröseln ersetzt werden.

Geruch

- Schimmlig, muffig, modrig
- Cremefüllungen können sauer werden
- Unverpacktes Gebäck nimmt schnell Fremdgerüche an

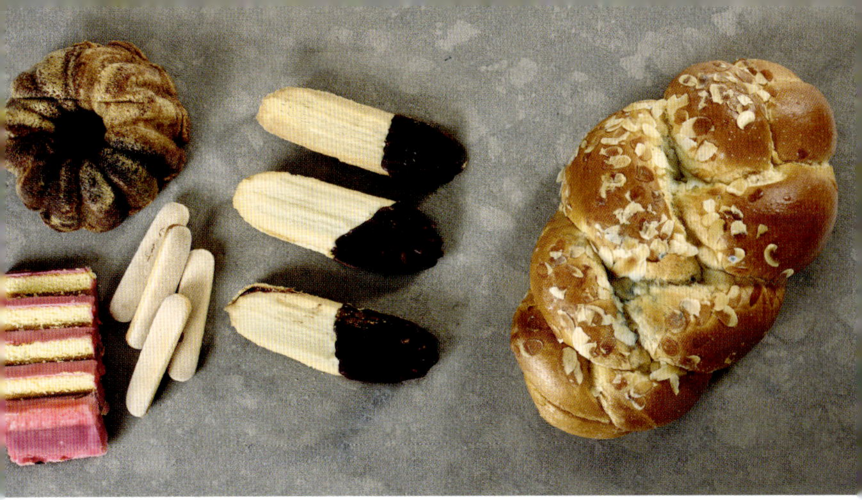

Links: altbackenes, aber noch genießbares Gebäck; rechts: verschimmelter und damit ungenießbarer Zopf

Geschmack

- Alt, muffig, schimmlig
- Fremdgeschmack, z. B. nach Wurst, wenn es unverpackt im Kühlschrank neben Wurst liegt.
- Sauer, insbesondere Cremefüllungen und Obstkuchen können sauer werden
- 👍 Altes Gebäck wird trocken, da es Wasser verliert. Backwaren aus Blätterteig, Plunderteig und Germteig (Hefeteig), z. B. Nussschnecken, Mohnstrudel, Krapfen, z. B. Faschingskrapfen, Topfengolatschen, Kiachl oder Buchteln schmecken wie frisch, wenn Sie die Gebäckstücke unter den Wasserhahn halten und drei- bis viermal durch den Wasserstrahl ziehen. Das gut angefeuchtete Gebäck auf ein mit Backpapier ausgekleidetes Backblech geben und im Ofen bei ca. 180 °C in ca. 15 bis 25 Minuten aufbacken. Die Backdauer variiert je nach Feuchtigkeitsgrad und Größe des Gebäckstücks.
  Auch Strudel, z. B. Apfelstrudel, lässt sich wieder aufbacken. In diesem Fall genügt ein Bestreichen mit Wasser.

Konsistenz

- Zieht beim Auseinanderbrechen Fäden, z. B. bei Rührkuchen

Achtung
Fruchtfliegen auf Obstkuchen lassen diesen schneller verderben (vgl. Kapitel Obst). Decken Sie Obstkuchen daher immer mit einer mückendichten Haube ab.

Optimale Lagerung

Das größte Problem beim Gebäck stellt der Schimmel dar. Dieser entwickelt sich, wenn Feuchtigkeit nicht entweichen kann und wenn es dazu noch warm ist.
Trockenes Gebäck, wie z. B. Kekse, Lebkuchen, Zwieback, Biskotten, Cracker oder Hohlhippen, sind von Haus aus sehr feuchtigkeitsarm und halten damit monatelang, am besten gut verschlossen in einer lichtdichten Keksdose bei Raumtemperatur. Den Inhalt von angebrochenen Kekspackungen aus dem Handel in Keksdosen umfüllen.
Torten, feuchte Obstkuchen und feuchte Strudel, z. B. Apfel- oder Topfenstrudel, lagern Sie am besten im Kühlschrank. Damit das Gebäck keine Fremdgerüche annimmt, verschließen Sie es luftdicht, z. B. mit einem Tortenbehälter, einer Germteigschüssel mit Deckel (Deckel ist dann der Boden) oder einer verschließbaren Glasbox.
Herkömmliche trockene Rührkuchen, wie z. B. Marmorkuchen, halten unter einer Tortenhaube mehrere Tage, aber nur, wenn Sie täglich die Haube abnehmen (lüften). Ist es im Raum heiß und vielleicht auch noch feucht, so sollten auch trockene Kuchen luftdicht verpackt in den Kühlschrank, da sie sonst sehr schnell schimmeln und beim Aufschneiden Fäden ziehen. Verpackte trockene Kuchen aus dem Handel halten sehr lange. Greenpeace testete den Verderb von verpacktem Marmorgugelhupf. Ganze 8 Wochen nach Ablauf des MHD war der Gugelhupf noch genießbar.

Tiefkühleignung

Bis auf Kuchen mit Cremefüllung können Sie jedes Gebäck tiefkühlen. Wichtig ist eine luftdichte Verpackung, sonst entsteht Gefrierbrand (vgl. Seite 29) und das Gebäck nimmt Fremdgerüche an. Bei Cracker, Zwieback, Hohlhippen und Biskotten kann es passieren, dass diese nach dem Auftauen zwar weich sind, sich aber im Ofen wieder knusprig aufbacken lassen. Dazu einfach das Gebäck auf das Blech setzen und bei ca. 130 °C ca. 15 bis 20 Minuten im Ofen trocknen.

Süßigkeiten (Zuckerwaren)

Dieses Kapitel umfasst Traubenzucker, Geleeartikel, Gummibonbons, Kaugummi, Dragées, Lakritze etc.

Faustregel
Die Wahrscheinlichkeit, dass Süßigkeiten auf Basis von Zucker verderben, ist sehr gering, handelt es sich doch bei Zucker um ein Konservierungsmittel. Daher gibt es bei diesen Süßigkeiten auch kein vorgeschriebenes Haltbarkeitsdatum. Einzig Füllungen können verderben.

Merkmale eines Verderbs

Optik

- Kaum wahrnehmbar
- 👍 Süßigkeiten können bei zu hohen Temperaturen schmelzen, aber selbst dann sind sie nicht verdorben.

Geruch

- Kaum wahrnehmbar, evtl. Fremdgeruch, wenn Süßigkeiten direkt neben stark riechenden Produkten offen gelagert werden

Geschmack

- Kaum wahrnehmbar, wie Geruch

Konsistenz

- Siehe Optik

Optimale Lagerung

Süßigkeiten trocken, luftdicht verpackt und vor Hitze geschützt lagern, damit sie keine Fremdgerüche annehmen und nicht schmelzen oder zusammenkleben. D. h. Süßigkeiten z. B. nicht im Sommer bei 40 °C im Auto liegen lassen. Herkömmliche Raumtemperatur stellt kein Problem dar.

Tiefkühleignung

Macht keinen Sinn, da Süßigkeiten kaum verderben.

Kakao, Schokolade

Faustregel
Schokolade hält bei entsprechender Lagerung weit über das MHD hinaus. Am ehesten verderben die Füllen, z. B. können Nuss- oder Kokosfüllungen ranzig schmecken.

Merkmale eines Verderbs

Optik

- Insektenbefall, z. B. Ameisen
- Schokolade wird oft von einem weißen Hauch überzogen (vgl. Abbildung unten). Dieser ist allerdings harmlos und kann auch lange vor Ablauf des MHD entstehen. Es handelt sich dabei entweder um einen Zucker- oder einen Fettreif.

  Zuckerreif entsteht, wenn die Schokolade zuerst sehr kalt und dann warm gelagert wird, z. B. zuerst im Kühlschrank und dann bei Raumtemperatur. Das Wasser in der Schokolade kondensiert, löst Zucker aus der Schokolade, verdampft anschließend und die Zuckerkristalle bleiben übrig.

Schokolade mit Reifbildung, die Schokolade ist trotzdem genießbar.

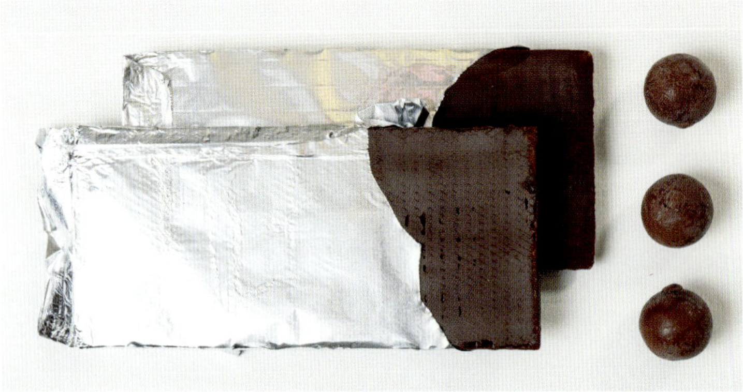

Fettreif bildet sich bei zu warmer Lagerung. In diesem Fall tritt die Kakaobutter an die Oberfläche, die Schokolade schwitzt quasi, das Fett wird dann aber bei entsprechender Temperatur wieder fest. Auch fetthaltige Füllungen, z. B. Marzipan (Mandel) oder Nougat (Nüsse), können austreten und einen Fettreif verursachen.

Geruch

- Muffig, alt, ranzig

Geschmack

- Muffig, alt, ranzig

Konsistenz

- Nicht bis kaum wahrnehmbar

👍 Nur weil eine Schokolade die Form verliert, z. B. aufgrund von zu warmer Lagerung, ist sie noch lange nicht verdorben.

Optimale Lagerung

Kühl und dunkel. Sie können Schokolade auch im Kühlschrank lagern, z. B. Eisschokolade, aber dann auch direkt aus dem Kühlschrank heraus verzehren, sonst kann sich Zuckerreif bilden. Kakaopulver lässt sich wie Nüsse lagern (vgl. Kapitel Nüsse).

Tiefkühleignung

Prinzipiell ja, aber nur bei Kakaopulver sinnvoll.

Speiseeis

Merkmale eines Verderbs

Optik

- Bildet oft am Rand und an der Oberfläche Eiskristalle. Das passiert z. B. dann, wenn Sie das Eis antauen lassen und dann wieder in die Tiefkühltruhe stellen.
- Es kann sich die Eismasse auch an der Oberfläche und den Rändern dunkel verfärben.

Faustregel
Speiseeis hält, ungeöffnet und im Tiefkühler gelagert, mehrere Wochen über das Haltbarkeitsdatum hinaus. Geöffnet verdirbt Speiseeis innerhalb weniger Wochen. Verdorbenes Eis sollte nicht mehr gekostet werden!

Geruch

- Oft kaum wahrnehmbar, manchmal ranziger Geruch. Nimmt mitunter Fremdgeruch an, vor allem dann, wenn geschmacksintensive Zutaten gleichzeitig im Tiefkühler lagern, z. B. Kräuter, und die Eisbox nicht ordentlich verschlossen wurde.

Frisches Eis

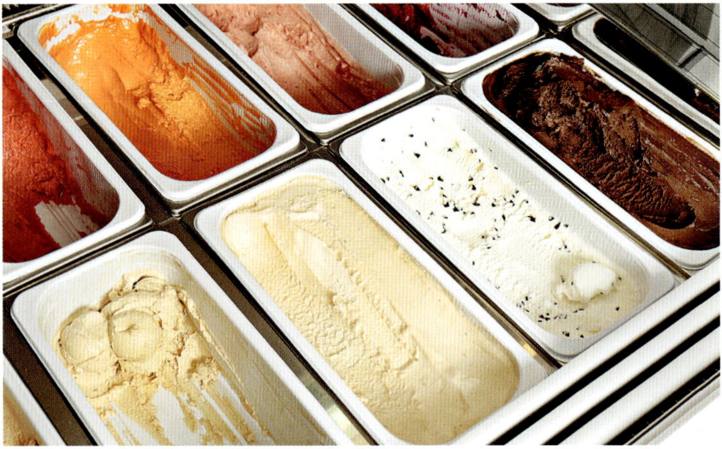

Geschmack

- Kosten Sie kein Eis, das komisch aussieht. Verdorbenes Eis schmeckt „alt", das Fett wird ranzig.

Konsistenz

- Eismasse wird besonders am Rand mitunter zäh bzw. „gummiartig".

Optimale Lagerung

Tiefgekühlt

Tiefkühleignung

Wenn Sie Eis zu Hause tiefkühlen, sollte die Temperatur mindestens −18 °C betragen, das entspricht einem 4-Sterne-Fach. Vermeiden Sie eine Unterbrechung der Kühlkette, d. h. das Eis sollte nicht auftauen und danach wieder in den Tiefkühler gestellt werden.

Fazit

Eis enthält zwar sehr viel Zucker und oft auch Zusatzstoffe, aber ist trotzdem ein guter Nährboden für allerlei Mikroorganismen. Eine mögliche Keimvermehrung können Sie eindämmen, wenn Sie die Kühlkette nicht unterbrechen, also das Eis nicht auftauen lassen und dann wieder tiefkühlen. Wenn Ihnen das Eis versehentlich antaut, essen Sie es so bald wie möglich auf, am besten innerhalb weniger Tage.

Lagert die verschlossene Packung gut gekühlt im Tiefkühler und lässt sich optisch kein Verderb erkennen, so ist das Eis auch Wochen nach Ablauf des MHD noch genießbar.

Honig

Merkmale eines Verderbs

Faustregel
Honig hält jahrelang, vorausgesetzt er wird nicht zu feucht, sonst beginnt er zu gären.

Optik

- Gärung (Bläschen, manchmal auch Schaum)

Geruch

- Anfangs fruchtig, später unangenehm säuerlich – vergoren, dieser Honig ist nicht mehr genießbar.
- Fremder Geruch – das passiert, wenn Honig in einen Behälter, z. B. ein Honigglas, gefüllt wird, der einen Fremdgeruch oder Fremdgeschmack aufweist, oder wenn der Honig neben stark riechenden Speisen zu lange offensteht. Der Honig ist zwar in den meisten Fällen noch genießbar, schmeckt aber nicht mehr gut.

Geschmack

- Säuerlich
- Fremder Geschmack – siehe oben „fremder Geruch"

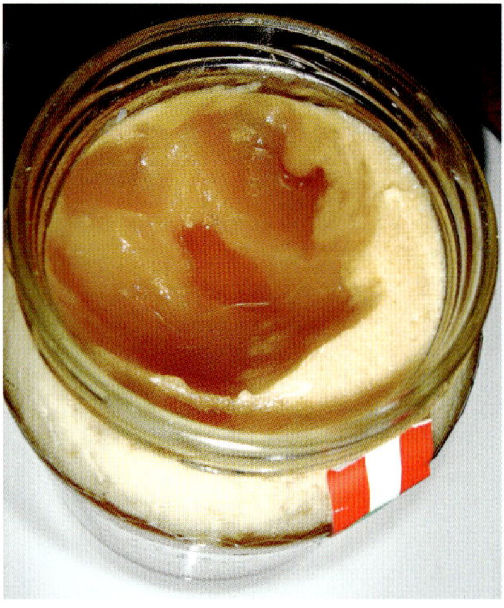

An der Oberfläche hat sich Honigschaum gebildet, dieser ist genießbar.

Konsistenz

- Wird Honig monatelang zu warm gelagert, kann er sich entmischen und oben eine flüssigere Schicht bilden. Dieser Honig ist nicht verdorben, neigt aber eher zu Verderb. In diesem Fall den Honig wieder verrühren und kühl lagern.
- Honig kristallisiert aus, d. h. wird fest und in der Farbe heller. Dieser Honig ist nicht verdorben. Sie können den Honig in einem warmen Wasserbad (Körpertemperatur) wieder verflüssigen. Dazu das Glas in das warme Wasser stellen und ein paar Stunden abwarten. Immer wieder warmes Wasser nachgießen. Achtung! Ab ca. 40 °C verliert der Honig an Geschmack und auch seine Wirkung geht verloren. Daher Honig niemals über 40 °C erhitzen. Tipp! Messen Sie die Wassertemperatur mit dem Fieberthermometer!

Optimale Lagerung

Kühl, trocken und dunkel! So gelagert, hält Honig jahrelang.

Tiefkühleignung

Prinzipiell ja, denn dann kristallisiert Honig nicht aus. Tiefkühlen macht aber wenig Sinn, da Honig von Haus aus lange haltbar ist und man ihn im Fall einer Kristallisation wieder verflüssigen kann.

Fazit

Honig hält normalerweise viele Jahre. Wenn er aber zu feucht ist, z. B. weil bei der Herstellung zu viel Feuchtigkeit in den Honig gelangte, der Honig in ein feuchtes Glas gefüllt wurde, der Honig zu Hause zu lange offensteht und damit Feuchtigkeit anzieht oder Sie mit dem benutzten Löffel kosten, kann es passieren, dass Honig sauer wird und zu gären beginnt. Ansonsten ist Honig jahrelang haltbar.

Hinweis

Kinder bis zu 1 Jahr sollten keinen Honig essen, da etwaige Gifte des Bakteriums Clostridium botulinum schwere Infektionen auslösen können.

Zucker und Salz

Faustregel
Die Wahrscheinlichkeit, dass Salz und Zucker verderben, ist gering, handelt es sich doch um Konservierungsmittel. Daher gibt es bei Salz und Zucker auch kein vorgeschriebenes Haltbarkeitsdatum.

Merkmale eines Verderbs

Optik

- Spezialsalze enthalten oft schmückende, färbende oder geschmacksgebende Zusätze, z. B. das vulkanaschegefärbte „Sweet Salt", das schwach rosarote „Murray River"-Salz oder naturbelassene Salze mit dunkleren Einschlüssen. Diese Farbschattierungen stellen keinen Verderb dar, sondern geben dem jeweiligen Salz die charakteristische Farbe oder das charakteristische Aroma.

Geruch

- Fremdgeruch entsteht, wenn das Produkt nicht luftdicht verpackt wird und dadurch Fremdgerüche anzieht. Fremdgeruch lässt sich kaum entfernen.

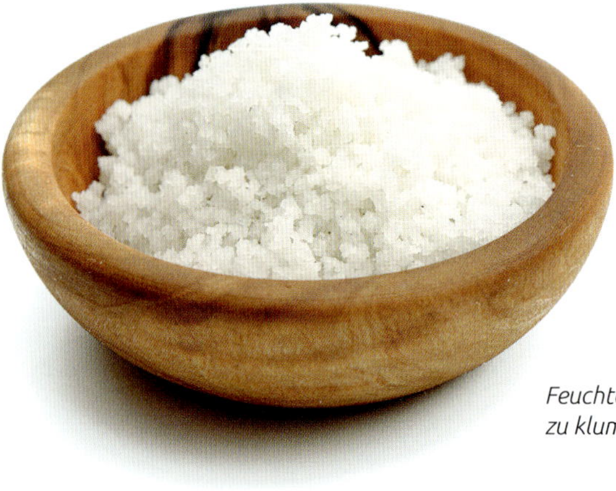

Feuchtes Salz beginnt zu klumpen.

Geschmack

- Fremdgeschmack (siehe Geruch)

Konsistenz

👍 Werden Salz oder Zucker feucht, so verklumpen diese. Es handelt sich dabei aber nicht um einen Verderb. Sie können das Produkt durch ein Sieb streichen, z. B. in einer Moulinette pulverisieren oder, wenn es feucht ist, auf ein Blech streuen und im Ofen bei ca. 40 °C trocknen.

Optimale Lagerung

Trocken und luftdicht verschlossen.

Tiefkühleignung

Macht keinen Sinn, da die Produkte ewig halten und im Tiefkühler sogar zu viel Feuchtigkeit und evtl. Fremdgerüche annehmen würden.

Der Zuckerwahnsinn

Nach dem Wegfall der Zuckermarktordnung darf nun jeder Betrieb unbegrenzt Zucker anbauen. Derzeit liegt die Zuckerproduktion allein in der EU bei rund 300.000 Tonnen pro Jahr. Das entspricht einer Menge von mindestens 7 gehäuften Esslöffeln pro Tag. Da diese Mengen, ergänzt durch Zucker aus anderen Kontinenten, niemals verzehrt werden können, sucht man nun im Zuge des CARBAFIN-EU-Projekts nach alternativen biotechnologischen Nutzungsmöglichkeiten. Das Projekt hat ein Volumen von über 6 Millionen Euro!

Kaffee

Merkmale eines Verderbs

Optik

- Schimmelbildung, das passiert aber nur dann, wenn der Kaffee feucht wird, z. B. weil die Dose zu lange offensteht oder in einer dampfenden Küche geöffnet wird.

Faustregel
Kaffee hält bei trockener, luftdichter, kühler und lichtgeschützter Lagerung sehr lange. Das einzige, was bei langer Lagerung leidet, ist das Aroma.

Geruch

- Penetrant schlechter Geruch
- Muffig und faul, die Ursachen dafür müssen nicht unbedingt in einem Verderb liegen, sondern es kann auch aufgrund von Stinkerbohnen passieren. Dabei handelt es sich um herkömmliche Kaffeebohnen, die z. B. zu lange fermentiert wurden. Diese Bohnen können den gesamten Kaffee verderben.

Ungenießbare Kaffeebohnen

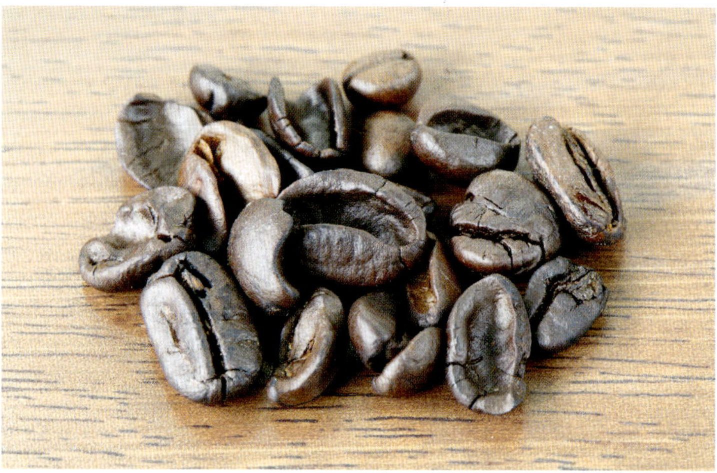

Geschmack

- Kaffee verliert mit der Zeit an Aroma, deshalb ist er aber nicht automatisch verdorben

Konsistenz

- Verklumpung, ein Zeichen, dass der Kaffee zu feucht gelagert wurde. Klumpiger Kaffee neigt zur Schimmelbildung und schmeckt meistens nicht mehr gut, muss aber nicht automatisch verdorben sein.

Optimale Lagerung

Luftdicht und lichtgeschützt. Diese Kriterien erfüllen Sie bei einer Lagerung in der Kaffeedose. Damit reduzieren Sie nicht nur den Verderb, sondern es bleibt auch das Aroma besser erhalten und der Kaffee zieht keine Fremdgerüche an. Weiters sollte Kaffee in einem kühlen Raum und trocken aufbewahrt werden. Verschließen Sie also die Kaffeedose nach jeder Entnahme sofort.

Tiefkühleignung

Prinzipiell ja, aber selbst bei bestem Einpacken wird sich der Kaffeegeruch im gesamten Tiefkühler verbreiten und damit anderen Produkten ein Kaffeearoma verleihen. Nach dem Auftauen muss der Kaffee sofort verwendet werden, da er sonst durch die Feuchtigkeit schimmelt.

Tipp
Ganze Bohnen halten jahrelang. Im Idealfall lagert man also ganze Bohnen und mahlt diese jeweils frisch. Pulver verliert deutlich schneller an Aroma, das bedeutet aber nicht, dass das Pulver automatisch verdorben ist.

Alkoholfreie Getränke

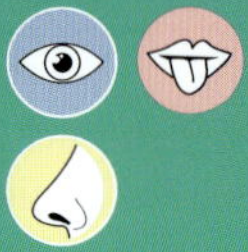

Dieses Kapitel umfasst Sirupe, Fruchtsäfte, Gemüsesäfte und Erfrischungsgetränke (Limonaden, Getränkepulver, Energy-Drinks).

Faustregel
Ungekühlt lagerfähige Getränke, wie z. B. Säfte im Tetrapack, halten jahrelang. Geöffnet sollten sie aber in den Kühlschrank und innerhalb weniger Tage aufgebraucht werden. Getränke, die gekühlt werden müssen, halten oft deutlich länger, als das MHD vorgibt.

Merkmale eines Verderbs

Optik

- Schimmel, Gärung (Bläschen, Schaum), ungewöhnlich trüb
- Unten trüber Satz und oben Flüssigkeit (vgl. Abbildung unten)? Säfte können sich entmischen, sind deshalb aber nicht verdorben. Das passiert auch, wenn Sie zu Hause z. B. Apfelsaft pressen. Wenn Sie unsicher sind, öffnen Sie die Flasche, kosten Sie, und wenn der Saft gut schmeckt, können Sie ihn nach kräftigem Schütteln genießen.

Geruch

- Schimmliger Geruch, muffig, modrig, sauer, vergoren

Geschmack

- Sauer, vergoren, teilweise bitter

Konsistenz

- Schlierig, schleimig

Trübstoffe setzen sich bei naturbelassenen Säften ab.

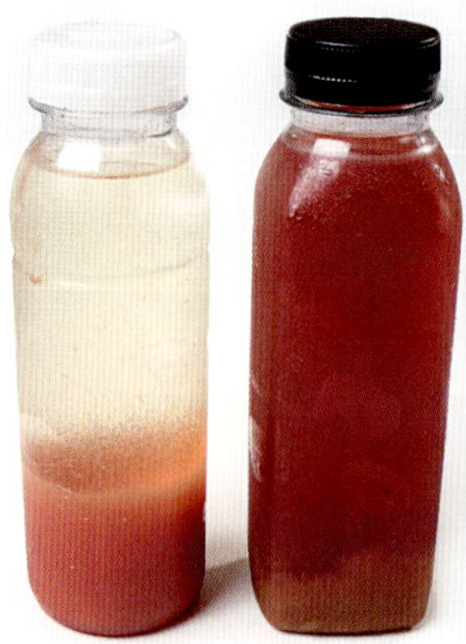

Optimale Lagerung

Achten Sie auf die Herstellerangabe. Einige Produkte müssen im Kühlschrank gelagert werden, bei anderen genügt eine Lagerung in der Küche. Helle Flaschen in einen dunklen Raum stellen. Angebrochene Ware immer im Kühlschrank aufbewahren und innerhalb weniger Tage verbrauchen, denn es bildet sich oft in der Verpackung Schimmel (vgl. Abbildung rechts), und das noch bevor das Getränk einen unangenehmen Geschmack oder Geruch aufweist. Schneiden Sie geöffnete Packungen vor Verwendung entweder auf, um einen eventuellen Schimmelbefall erkennen zu können, oder füllen Sie nicht verbrauchte Getränke in eine Glasflasche um, so entdecken Sie etwaigen Schimmel sofort.

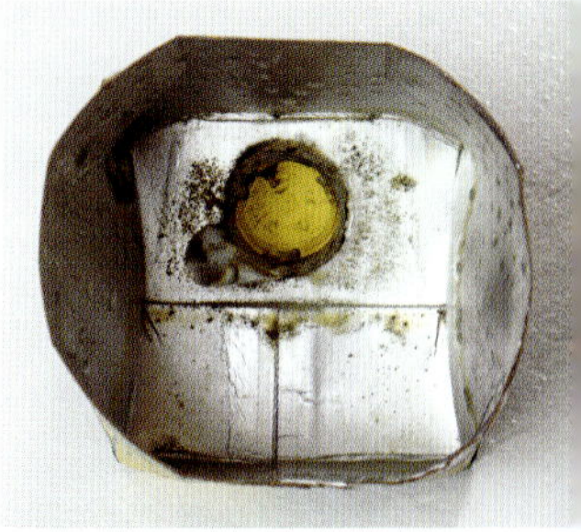

Schimmel am Giebel einer Saftpackung

Im Gegensatz zu anderen Getränken hält geöffneter Sirup aufgrund des hohen Zuckeranteils Wochen bis Monate, oft sogar ungekühlt. Achten Sie auch hier auf die Lagerempfehlung des Herstellers. Als Faustregel gilt: Je höher der Fruchtanteil, desto wichtiger ist die Lagerung im Kühlschrank, je weniger Frucht im Saft, desto länger hält der Saft auch bei Zimmertemperatur.

Tiefkühleignung

Theoretisch möglich, außer bei Getränken mit Zusatzstoffen, z. B. Stabilisatoren, aber macht wenig Sinn, außer für Eiswürfel. Je nach Verpackung kann diese auch bersten.

Achtung
Säfte mit Vitaminzusatz können einen bis zu dreifach höheren Vitamingehalt aufweisen als auf der Verpackung angegeben. Grund dafür ist der Vitaminverlust während der Lagerung. Um nicht unter die gesetzlich vorgeschriebenen Grenzwerte zu rutschen, ist es dem Hersteller erlaubt, bei der Abfüllung eine höhere Vitamindosierung zu wählen. Nach Ende des MHD darf z. B. der Vitamin-C-Gehalt nicht weniger als 75 % und nicht mehr als 50 % des auf der Verpackung deklarierten Wertes betragen. Ein übermäßiger Konsum von vitaminisierten Säften kann daher zu Symptomen einer Vitamin-Überdosierung führen, die vielleicht vom Konsumenten fälschlicherweise als Fruktoseintoleranz gewertet werden.

Mineralwasser

Faustregel
Prickelndes Mineralwasser hält aufgrund der Kohlensäure sehr lange und verdirbt kaum. Stilles Mineralwasser kann eher verderben und sollte daher nicht allzu lange gelagert werden.

Merkmale eines Verderbs

Optik
- Kaum wahrnehmbar, evtl. schlierig

Geruch
- Fremder Geruch

Geschmack
- Fremder Geschmack
- Bei prickelndem Mineralwasser fehlt das Prickeln.

Konsistenz
- Evtl. glitschig

Optimale Lagerung

Mineralwasser kann bei Zimmertemperatur gelagert werden, wenn möglich dunkel. Eine Lagerung z. B. im Auto im Sommer ist nicht zu empfehlen, ebenso nicht eine Lagerung im Winter, denn dann kann die Flasche frieren, bersten, oder es können sich mitunter auch Stoffe aus der Verpackung lösen, z. B. Ethanol aus einer Plastikflasche.

Tiefkühleignung

Macht keinen Sinn, außer für Eiswürfel

Alkoholische Getränke

Spirituosen, wie z. B. Schnaps oder edle Rotweine, sind nahezu unbegrenzt haltbar. Liköre, z. B. Eierlikör, nicht. Wenn Sie ein spezielles alkoholisches Getränk einkaufen, erkundigen Sie sich am besten beim Hersteller nach den optimalen Lagerbedingungen und der Haltbarkeit, entsprechende Angaben finden Sie auch auf der Verpackung.

Faustregel
Je höher der Alkoholgehalt und je weniger Zusätze, desto länger ist das Getränk haltbar.

Fertiggerichte

Fertiggerichte lassen sich aufgrund der meist zahlreichen Zutaten und oft auch Zusatzstoffe sehr schwer überprüfen. Trockenprodukte sind üblicherweise deutlich länger haltbar als auf der Verpackung angegeben. Bei Tiefkühlware, Kühlware oder frischen Produkten ist es ebenfalls schwierig, einen Verderb festzustellen. Manche halten deutlich länger als auf der Verpackung angegeben, andere sind empfindlicher. Entsorgen Sie daher im Zweifelsfall das Produkt.

Faustregel
Einen Verderb zu erkennen, ist schwierig.

REZEPTE

zur
Resteverwertung

Restl-Suppentopf

1 große Portion als Hauptspeise, die Menge kann beliebig vervielfacht werden, je mehr, desto weniger Flüssigkeit wird benötigt, da verhältnismäßig weniger verdunstet.

Zutaten

- Ca. 400 g Wasser
- Mindestens 2 Tassen Reste

Vorschläge zum Würzen
Gewürze zum Mitkochen: Evtl. 1 bis 2 TL getrocknete Kräuter mitkochen, z. B. Oregano, Basilikum, Majoran, Thymian, Liebstöckel, Tomatenmark, Knoblauch, Curry, Pizzagewürz, Lorbeerblatt, Pimentkörner;
Gewürze, die kurz vor dem Garende dazukommen: frische Kräuter, z. B. Schnittlauch, Petersilie, Basilikum, Kräutersalz, Pfeffer.

Zubereitung

Wasser aufkochen. Reste, die noch gekocht werden müssen, z. B. rohes Gemüse oder rohe Nudeln, hinzufügen. Gewürze, die mitgekocht werden müssen, untermischen. Einmal aufkochen lassen. Zu ¾ zugedeckt so lange garen, bis die Zutaten die von Ihnen gewünschte Konsistenz aufweisen, von bissfest bis weich. In den letzten ca. 10 Minuten der Garzeit können Sie gegarte Reste untermischen. Die Suppe zum Schluss evtl. pürieren. Wenn Sie die Suppe pürieren, können Sie auch noch bis zu ½ Tasse (ca. 60 g) Milch, Rahm, 1 EL Mascarpone oder 1 EL Creme fraîche mitpürieren, das verleiht eine besonders cremige Konsistenz.

Tipp
Es gibt etliche Anbieter, die köstliche Rezepte zur Resteverwertung anbieten, z. B. Greenpeace mit dem Ratgeber „Restlküche-Rezepte", der kostenlos zum Download zur Verfügung steht (Greenpeace, 2016, Restlküche), oder die „Zu gut für die Tonne"-App des Deutschen Bundesministeriums für Ernährung und Landwirtschaft (BMEL, 2018).

Restl-Nudelpfanne

1 große Portion als Hauptspeise, die Menge kann beliebig vervielfacht werden, je mehr, desto weniger Flüssigkeit wird benötigt, da verhältnismäßig weniger verdunstet.

Zutaten

- ca. 100 g beliebige Teigwaren – al dente kochen
- Reste und Gewürze wie bei Restl-Suppentopf beschrieben

Vorschläge zum Würzen

Gewürze zum Mitkochen: Evtl. 1 bis 2 TL getrocknete Kräuter mitkochen, z. B. Oregano, Basilikum, Majoran, Thymian, Liebstöckel, Tomatenmark, Knoblauch, Curry, Pizzagewürz, Lorbeerblatt, Pimentkörner;
Gewürze, die kurz vor dem Garende dazukommen: frische Kräuter, z. B. Schnittlauch, Petersilie, Basilikum, Kräutersalz, Pfeffer

Zubereitung

Für die Restl-Nudelpfanne gibt es zwei Zubereitungsvarianten:

Variante 1 entspricht dem Restl-Suppentopf, allerdings verwenden Sie in diesem Fall nur ca. 1 kleine Tasse Wasser pro Person (ca. 120 g).

Variante 2: Klein gehackte Zwiebel mit klein geschnittenem beliebigem Gemüse zugedeckt in wenig Öl anrösten. Mit ca. 1 kleinen Tasse Wasser ablöschen. Beliebige weitere Reste hinzufügen und so lange zu ¾ zugedeckt köcheln, bis die Sauce sämig wird. Falls die Sauce zu dünnflüssig bleibt, können Sie diese entweder zum Schluss pürieren oder pro Person ca. 6 EL Wasser mit 1 gestrichenen TL Mehl glatt rühren und die Mischung in die Sauce einrühren, bis es blubbert. Die Sauce zu den bissfest (= al dente) gegarten Nudeln servieren oder alles vermischen.

Beilagenvorschlag

Salat

Diese Reste und noch viel mehr können Sie verwenden

- Alles Pikante, z. B. gekochte Fleischgerichte (Sugo, Gulasch, klein geschnittenes Wiener Schnitzel etc.), Fischreste, gekochte Beilagen (Polenta, Reis, Nudeln, Kartoffeln etc.), Eintöpfe, Käsespätzle etc.
- Jedes Gemüse, auch Gemüse, das schon etwas schrumpelig ist.
- Kräuter- und Gewürzreste – alles was zu pikanten Speisen passt.
- Reste von Tomatenpark oder pürierten Tomaten.
- Pro Portion bis zu 2 EL Brösel (Paniermehl) oder Knödelbrot.
- Gegarte Hülsenfrüchte (Erbsen, Bohnen, Linsen, Kichererbsen, Sojabohnen etc.) oder gegartes Getreide, z. B. Mais.
- Eier – ganz zum Schluss kann pro Portion ein frisches Ei in die Suppe gequirlt werden, die Suppe in diesem Fall nur noch einmal unter Rühren aufkochen; oder ein klein gehacktes, gekochtes Ei untermischen, in diesem Fall ist ein Aufkochen nicht mehr nötig.
- Käsereste – reinreiben oder klein schneiden und ganz zum Schluss untermischen oder am Teller über die Suppe streuen. Nicht mehr aufkochen lassen, sonst gerinnt der Käse und stockt.
- Sauerrahm (Schmand) – die Suppe in den Teller schöpfen und pro Person maximal 1 EL untermischen. Sauerrahm (Schmand) sollte nie in die ganz heiße Suppe gegeben und auch nicht aufgekocht werden, sonst kann es passieren, dass sich Flocken bilden.
- In Essig eingelegtes Gemüse, z. B. Essiggurken – klein schneiden und gegen Ende der Garzeit untermischen.
- Eingelegtes, z. B. Kapern, Oliven, Sardellen, Knoblauchzehen, Artischocken.
- Reste von Pesto.
- Bio-Zitrone oder -Limette – mit der Schale in Scheiben oder Stücke schneiden und mitgaren – pro Person 1 bis 2 Scheiben.

Beilagenvorschlag

Brot und/oder Salat

Restl-Tortilla

1 große Portion als Hauptspeise,
die Menge kann beliebig vervielfacht werden, je mehr, desto weniger Flüssigkeit wird benötigt, da verhältnismäßig weniger verdunstet.

Zutaten

- 1 EL Öl oder Butter
- 2–3 Handvoll Gemüsereste, klein schneiden
- beliebige weitere Reste, vgl. Reste-Suppentopf
- beliebige Kräuter und Gewürze, Chili, Knoblauch etc.
- ½–1 kleine Tasse Milch (ca. 60–120 g)
- 2–3 Eier
- beliebige frische Kräuter, z. B. Schnittlauch
- Kräutersalz, Pfeffer

Zubereitung

Fett erhitzen, das Gemüse bei mittlerer Garstufe zugedeckt anbraten. Evtl. einen kleinen Schuss Wasser nachgießen, falls das Gemüse noch zu bissfest ist. Beliebige weitere Reste mitbraten oder nach dem Braten untermischen. Kräftig würzen.
Eier und Milch verquirlen und über dem Gemüse verteilen. Zugedeckt bei mittlerer Garstufe stocken lassen. Salzen, Pfeffern und mit beliebigen frischen Kräutern bestreuen.

Beilagenvorschlag

Brot, Kartoffeln, Salat

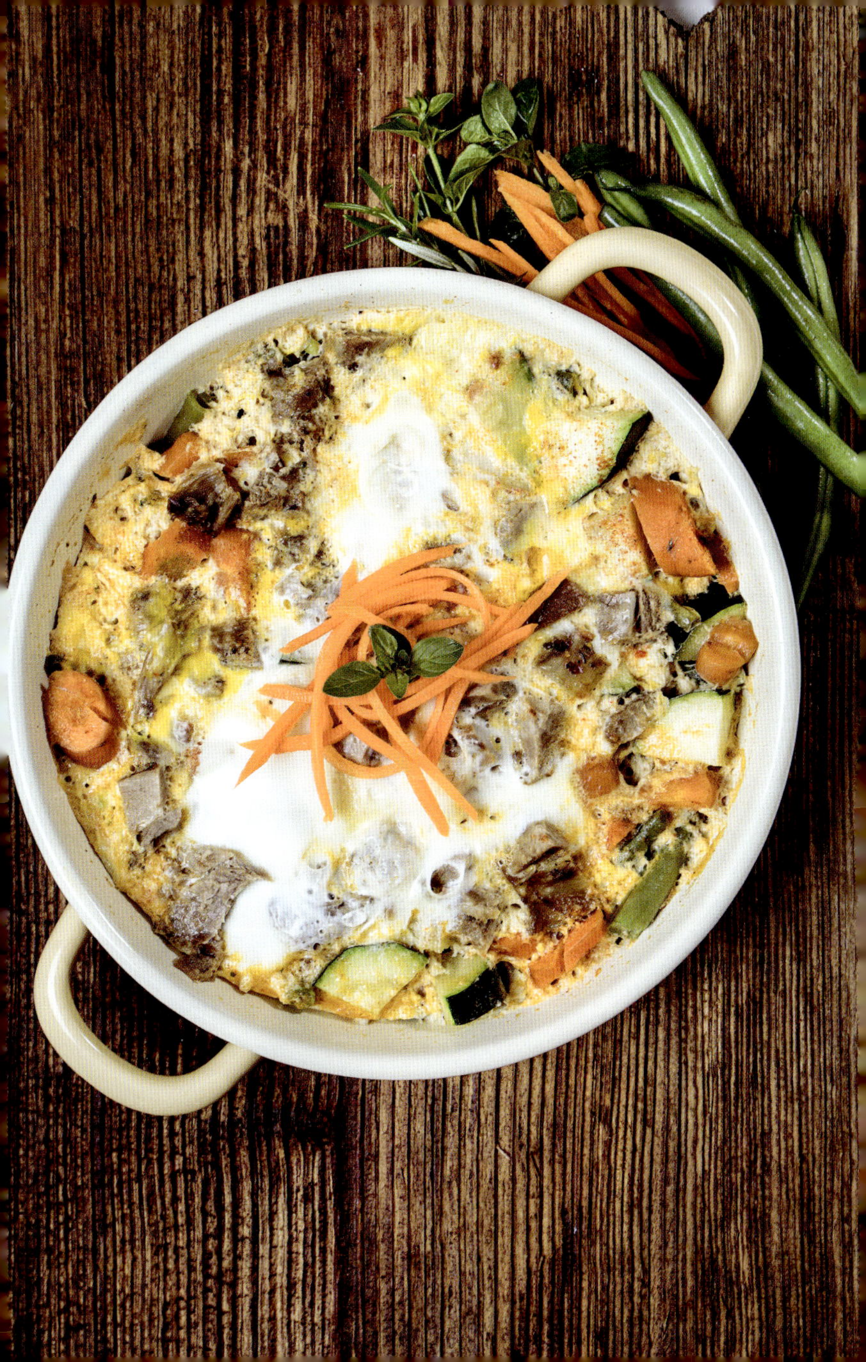

Restl-Salat

1 große Portion als Hauptspeise, die Menge kann beliebig vervielfacht werden.

Zutaten

- Beliebige Gemüsereste

Diese werden mit weiteren beliebigen Resten vermischt, z. B.:

- Reste von Hülsenfrüchten (Bohnen, Erbsen, Linsen, Kichererbsen etc.)
- Reste von gegartem Fleisch, z. B. Grillfleisch
- Reste von gegartem Fisch
- Käsereste
- Reste von Oliven, Kapern, eingelegten Sardellen etc.
- Reste von Pesto
- Beliebige frische Kräuter
- Gekochte Kartoffeln
- Gekochte Beilagen, z. B. Reis, Nudeln, Gerste

- Beliebige Salatmarinade

Zubereitung

Das Gemüse klein schneiden (erbsen- bis walnussgroß – je nach Belieben). Eine Pfanne gut bodenbedeckt mit Wasser füllen. Aufkochen. Das Gemüse hinzufügen. Zudecken und bei mittlerer Garstufe 5 bis 10 Minuten dünsten. Falls das Wasser verdunstet, noch etwas nachgießen, aber nicht zu viel, zum Schluss soll möglichst keines mehr übrigbleiben.
In der Zwischenzeit die restlichen Zutaten und die Marinade in eine Salatschüssel geben. Das Gemüse entweder in ein Sieb geben und mit eiskaltem Wasser abschrecken oder warm zu den restlichen Zutaten in die Schüssel füllen, das ergibt einen lauwarmen Wintersalat.

Tipp
Harte Gemüsesorten, z. B. Karotten, haben eine längere Garzeit als weiche Gemüsesorten, z. B. Zucchini. Geben Sie daher die weichen Gemüsesorten ein paar Minuten später in die Pfanne.

Beilagenvorschlag

Brot, Suppe

Restl-Creme oder -Drink

1 Portion als Zwischenmahlzeit oder 2 Portionen als Dessert.

Zutaten

- Insgesamt 250 g Milchprodukte, wer es vegan mag, nimmt vegane Milchprodukte, z. B. Sojaprodukte.

Vorschläge zum Würzen
Vanille, Zimt, Schale und Saft von Bio-Zitrusfrüchten, Ingwer, frische Minze etc.

Tipp
Füllen Sie die Creme abwechselnd mit Fruchtragout oder Marmelade in kleine Schraubverschlussgläser. Diese Mischung eignet sich wunderbar als kleine Jause für Zwischendurch, sieht lecker aus und hält im Kühlschrank in der kältesten Zone (vgl. Seite 26) mehrere Tage.

Zubereitung

Alle Zutaten pürieren. Je nachdem, ob die Milchprodukte eher flüssig oder fest waren, wird auch die Konsistenz entsprechend. Wenn Sie Topfen, Ricotta, Mascarpone oder Sauerrahm untermischen und die Mixtur über Nacht im Kühlschrank rasten lassen, dickt diese ein wenig nach.

Süßen? Sie können die Creme beliebig süßen. Wenn Sie allerdings Pudding untergemischt haben, dann eignet sich Honig als Süßungsmittel nicht, denn dieser würde den Pudding verflüssigen.

Geeignete Reste

Es eignen sich für diese Gerichte alle Milchprodukte bis auf Käse und Pikantes. Gut schmecken z. B. Topfen (Quark), Joghurt, Buttermilch, Kefir, Sauerrahm (Schmand), Mascarpone, Ricotta, Pudding etc.

Beilagenvorschlag oder zum Untermischen

Vanillesauce, frische Früchte, Eis, Marmelade, Nüsse, Mohn, Kokosflocken, Trockenfrüchte, Haferflocken etc.

Restl-Crumble

1 sehr große Portion als Hauptspeise, die Menge kann beliebig vervielfacht werden.

Zutaten

- Pro Person 300 bis 400 g nicht mehr ganz so frisches Obst
- ca. 5 Esslöffel Wasser

Crumble (Streusel)

- 60 g Bio-Weizenvollkorn- oder Dinkelvollkornmehl (ersatzweise ein beliebiges anderes Mehl)
- ca. 40 g Butter oder ein ähnliches Produkt
- ca. 20 g Zucker
- evtl. Zimt

Zubereitung

Den Backofen auf 180 °C Heißluft oder 200 °C Unter-Oberhitze vorheizen. Eine ofenfeste, flache Backform vorbereiten. Die Form muss nicht befettet oder bemehlt werden. Das Obst in hasel- bis walnussgroße Stücke schneiden und in der Form verteilen. Mit dem Wasser übergießen.

Für das Crumble die Butter auf sehr geringer Stufe schmelzen. Nicht zu hoch einschalten, sonst spritzt das Wasser in der Butter! Vom Herd nehmen. Die restlichen Zutaten mit einer Gabel schlampig unterrühren, so dass Streusel, also kleine Krümel entstehen. Die Streusel über dem Obst verteilen. Das Crumble auf die unterste Einschubleiste des Backofens stellen und ca. 30 Minuten backen. Die Streusel sollen eine hellbraune Farbe annehmen.

Beilagenvorschlag

Vanillesauce, Eis

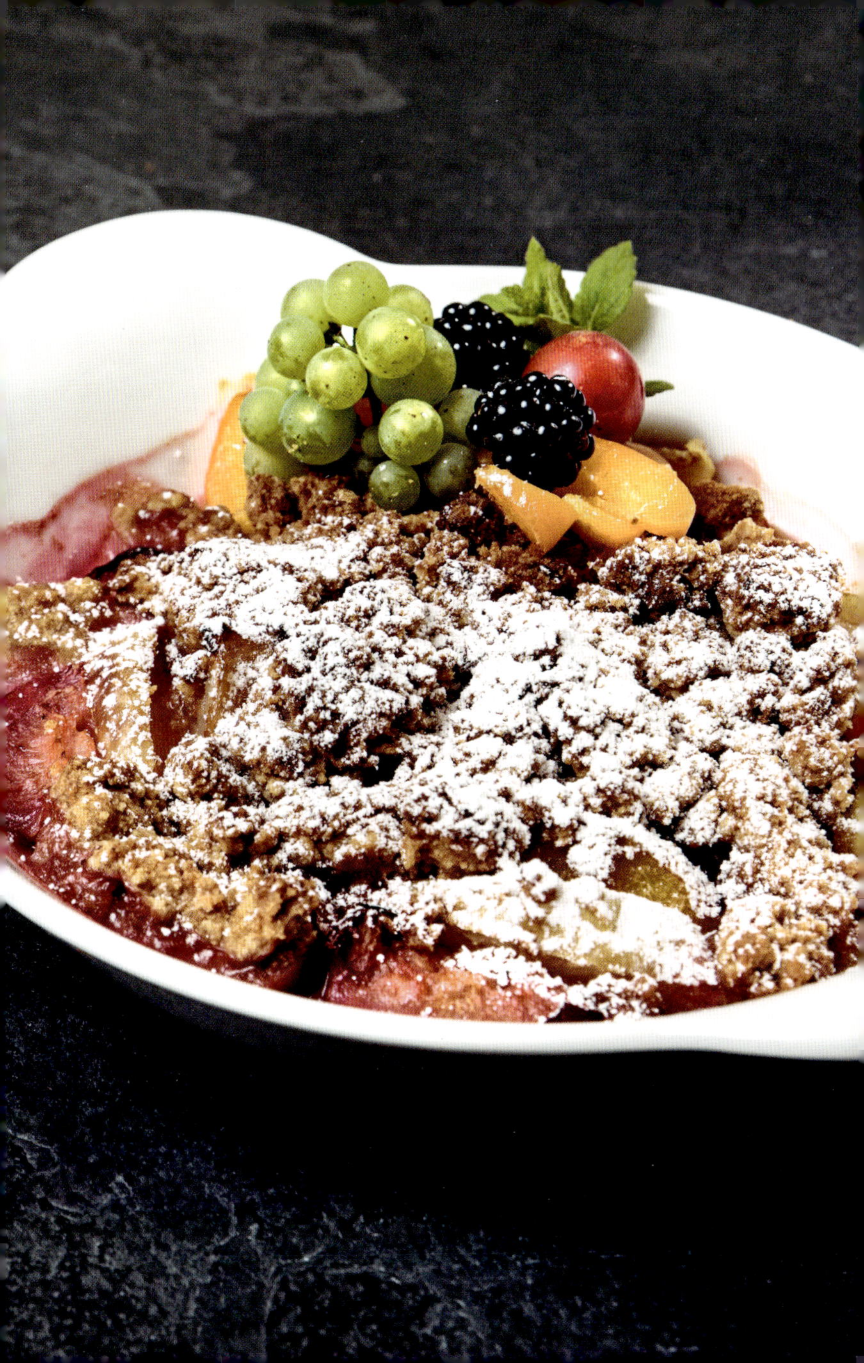

Restl-Marmelade

1 kg Marmelade, die Menge kann beliebig vervielfacht werden.

Zutaten

Schraubverschlussgläser für gut 1 kg Marmelade, z. B. 2 Honiggläser

- ca. 1 Tasse Wasser (ca. 120 g) – bei trockenem Obst 2 Tassen
- 1 kg Obst, dieses kann runzelig sein, aber nicht faul oder schimmlig, entkernen, große Obststücke zerkleinern
- 1 Packung Gelierpulver 3:1
- Zucker nach Geschmack
- beliebige Gewürze wie z. B. Zimt, Vanille, Bio-Zitronenschale etc.

Zubereitung

Wasser in einem großen beschichteten Topf aufkochen. Obst und Gelierpulver hinzufügen. Unter Rühren aufkochen.
Zu ¾ zugedeckt bei mittlerer Garstufe ca. 15 Minuten köcheln lassen. Immer wieder umrühren. Achtung! Gegen Ende der Garzeit geht die Marmelade leicht über! Nach dem Garende Zucker nach Belieben untermischen. Noch einmal ganz kurz aufkochen lassen und sofort in die Gläser füllen. Verschließen. Gläser auf den Kopf stellen, so wird die Luft im Glas durch die Hitze der Marmelade konserviert und die Marmelade verdirbt nicht so schnell.
Die Marmelade nach dem Öffnen im Kühlschrank aufbewahren, da sie aufgrund des geringeren Zuckergehalts ansonsten zu schimmeln beginnt.

Tipps

- Vielfach wird der Zucker von Anfang an mitgekocht. Da Zucker aber beim Kochen einen Teil des süßen Geschmacks einbüßt, nicht aber die Kalorien, und da nicht jedes Obst die gleiche Zuckermenge benötigt, ist es sinnvoller, den Zucker erst zum Schluss nach Geschmack unterzumischen. Das einmalige Aufkochen ist nötig, damit etwaige Keime im Zucker (zwar sehr unwahrscheinlich) abgetötet werden.
- Statt Marmelade können Sie auch ein Fruchtragout zubereiten. Dazu die Wassermenge verdreifachen.

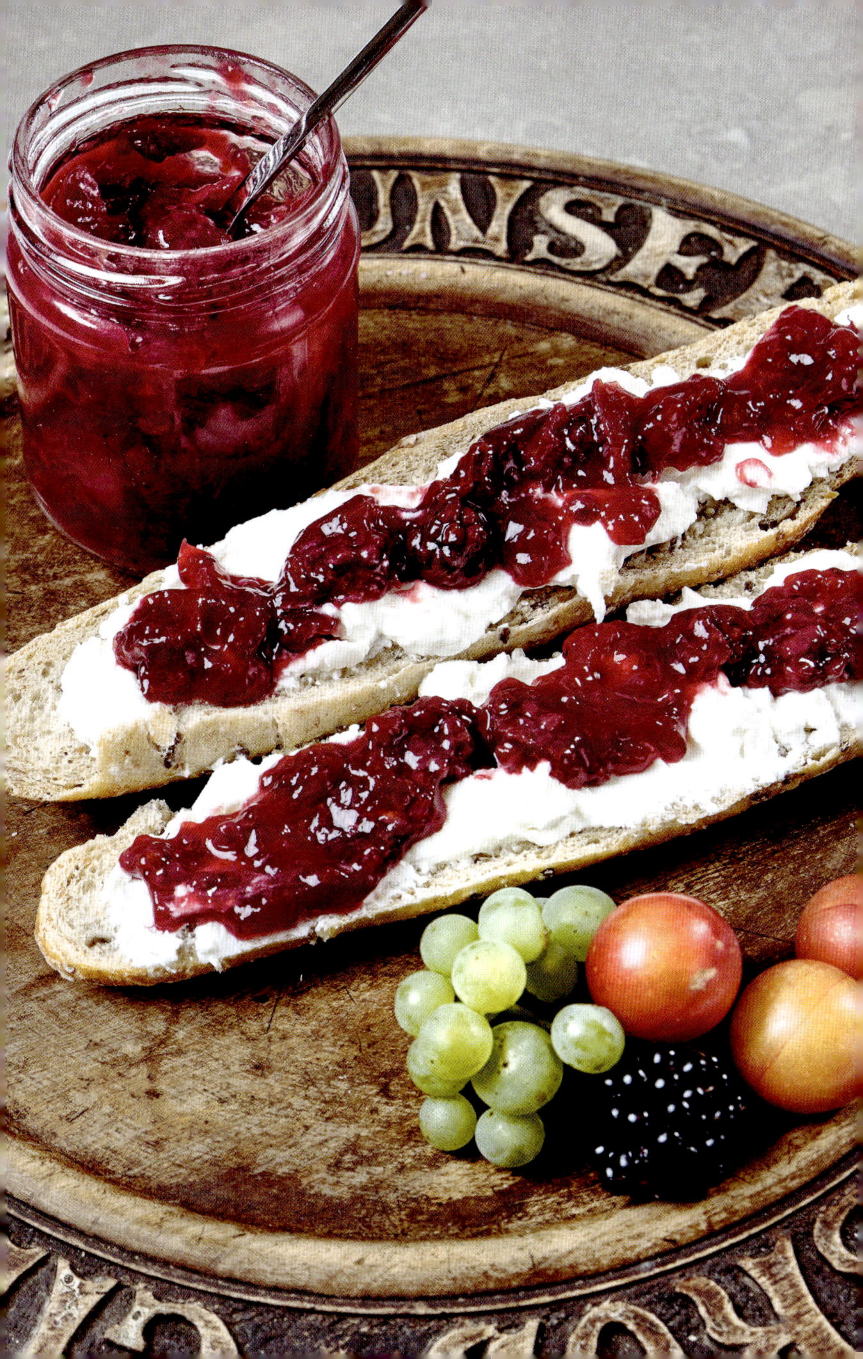

Literaturverzeichnis

Literatur Einleitung

1 Hartmann, Raffesberg, 2015, Hexachlorbenzol im Blut – Österreichische Vergleichsdaten, Umweltbundesamt, Wien; URL: http://www.umweltbundesamt.at/fileadmin/site/publikationen/REP0525.pdf, Zugriff am 15.05.2017

2 AGES, 2015, Risikobewertung zur HCB-Belastung in Lebensmitteln im Görtschitztal. Österreichische Agentur für Gesundheit und Ernährungssicherheit GmbH; URL: http://www.google.at/url?sa=t&rct=j&q=&esrc=s&source=web&cd=1&ved=2ahUKEwjN-NPK_93cAhXELVAKHcOHDqgQFjAAegQIABAC&url=http%3A%2F%2Fwww.ktn.gv.at%2F302823_DE-Dateien-Risikobewertung_HCB_Kaernten.pdf&usg=AOvVaw1l-8gxcVphC5iiDJ-LblYHj, Zugriff am 08.08.2018; URL: https://www.ages.at/download/0/0/cfefc3e957f87c22ec18c7d634a2977681aa000b/fileadmin/AGES2015/Themen/Umwelt_Dateien/Risikobewertung_HCB__K%C3%A4rnten__2015_05_22.pdf, Zugriff am 16.05.2017

3 Greenpeace Magazin, 2011, Abbildung verschwenderischer Norden, 5. 2011; URL: https://www.wien.gv.at/umweltschutz/abfall/lebensmittel/fakten.html, Zugriff am 08.08.2018

4 Umweltschutz Wien, 2017, URL: https://www.wien.gv.at/umweltschutz/abfall/lebensmittel/fakten.html, Zugriff am 08.08.2018

5 BOKU 1, 2017, Universität für Bodenkultur, Institut für Abfallwirtschaft, Wien; URL: https://www.wau.boku.ac.at/abf/schwerpunktthemen/lebensmittel-im-abfall/, Zugriff am 08.08.2018

6 Knirsch, 2013, Frisch auf den Müll, Greenpeace; URL: https://www.greenpeace.de/sites/www.greenpeace.de/files/20120601-Lebensmittelverschwendung.pdf, Zugriff am 15.05.2017

7 EU 2, 2011, PREPARATORY STUDY ON FOOD WASTE ACROSS EU 27, S. 54; URL: http://ec.europa.eu/environment/archives/eussd/pdf/bio_foodwaste_report.pdf, Zugriff am 18.05.2017

8 EU 1, 2011, PREPARATORY STUDY ON FOOD WASTE ACROSS EU 27; URL: http://ec.europa.eu/environment/archives/eussd/pdf/bio_foodwaste_report.pdf, Zugriff am 18.05.2017

9 FAO 1, 2011, Food and Agriculture Organization of the United States, 2011, Global Food Losses and Food Waste; URL: http://www.fao.org/docrep/014/mb060e/mb060e00.pdf, Zugriff am 17.05.2017

10 FAO 2, 2011, Food and Agriculture Organization of the United States, 2011, Global Food Losses and Food Waste, S. 13 ff; URL: http://www.fao.org/docrep/014/mb060e/mb060e00.pdf, Zugriff am 17.05.2017

11 Global AgInvesting, 2018; URL: http://www.globalaginvesting.com/, Zugriff am 08.08.2018

12 FAO, 2018; URL: http://de.wfp.org/welternaehrung, http://www.fao.org/worldfoodsituation/foodpricesindex/en/, Zugriff am 08.08.2018

13 Heinrich Pöll Stiftung, 2011, Hungerkrise und Nahrungsmittelspekulationen; URL: https://www.boell.de/de/presse/presse-massnahmen-gegen-nahrungsmittelspekulation-10997.html, Zugriff am 08.08.2018

14 Studioblog, 2018, Bildreihe; URL: https://www.studiblog.net/2014/05/22/essen-fuer-eine-woche-auf-dem-tisch-eine-eindrucksvolle-fotoreihe-aus-allen-laendern-der-welt/, Zugriff am 08.08.2018

15 WFP, 2017, World Food Programme; URL: http://de.wfp.org/welternaehrung, Zugriff am 08.05.2017

16 FAO, IFAD and WFP, 2015, The State of Food Insecurity in the World 2015, Meeting the 2015 international hunger targets: taking stock of uneven progress., Rome, S. 10; URL: http://www.fao.org/3/a-i4646e.pdf, Zugriff am 17.05.2017; FAO, 2015, hunger map; URL: http://www.fao.org/3/a-i4674e.pdf, Zugriff am 12.08.2018

17 FSIN, 2018, Global Report on food crises, Food security information network, Rom; URL: http://vam.wfp.org/sites/data/GRFC_2018_Full_Report_EN.pdf, Zugriff am 12.08.2018

18 Zitat: Pladerer, Bernhofer, Kalleitner, Hietler, 2016, Lagebericht zu Lebensmittelabfällen und -verlusten in Österreich 2016, Mutter Erde, WWF; URL: https://www.muttererde.at/motherearth/uploads/2016/03/2016_Lagebericht_Mutter-Erde_WWF_OeOel_Lebensmittelverschwendung_in_Oesterreich.pdf, Zugriff am 12.08.2018

19 BOKU 2, 2017, Auswirkung von Lebensmittelabfällen, Universität für Bodenkultur, Institut für Abfallwirtschaft, Wien; URL: https://survey.boku.ac.at/index.php/516288?lang=de, Zugriff am 18.05.2017

20 BOKU 3, 2017, Auswirkung von Lebensmittelabfällen, Universität für Bodenkultur, Institut für Abfallwirtschaft, Wien; URL: http://www.reducefoodwaste.eu/uploads/5/8/6/4/58648241/infos__1_.pdf, Zugriff am 18.05.2017

21 BMNT, 2016, Lebensmittel sind kostbar, Initiative 2016, Abfallvermeidung, -verwertung und -beurteilung, Bundesministerium Nachhaltigkeit und Tourismus, Abteilung V/6; URL: https://www.bmnt.gv.at/land/lebensmittel/kostbare_lebensmittel/initiative.html, Zugriff am 12.08.2018

22 Zitat: BOKU 4, 2017, Zitate vom Institut für Abfallwirtschaft, Universität für Bodenkultur, Institut für Abfallwirtschaft, Wien; URL:

https://www.wau.boku.ac.at/abf/newsitem/43025/, Zugriff am 08.08.2018.
23 BOKU Umfrage, 2017, Universität für Bodenkultur, Institut für Abfallwirtschaft, Wien; URL: http://www.reducefoodwaste.eu/umfrage.html?lang=de, Zugriff am 08.08.2018
24 ORF, 2017, Pressemitteilung; URL: http://orf.at/stories/2391769/, Zugriff am 17.05.2017
25 AGES, 2018, MHD, Richtiger Umgang mit Lebensmitteln, bei denen das Mindesthaltbarkeitsdatum (MHD) bereits überschritten ist, Österreichische Agentur für Gesundheit und Ernährungssicherheit GmbH; URL: https://www.ages.at/themen/lebensmittelsicherheit/haltbarkeit/tipps/, Zugriff am 12.08.2018
26 LMIV, 2011, Lebensmittelinformationsverordnung: VERORDNUNG (EU) Nr. 1169/2011 DES EUROPÄISCHEN PARLAMENTS UND DES RATES, vom 25. Oktober 2011 betreffend die Information der Verbraucher über Lebensmittel und zur Änderung der Verordnungen (EG) Nr. 1924/2006 und (EG) Nr. 1925/2006 des Europäischen Parlaments und des Rates und zur Aufhebung der Richtlinie 87/250/EWG der Kommission, der Richtlinie 90/496/EWG des Rates, der Richtlinie 1999/10/EG der Kommission, der Richtlinie 2000/13/EG des Europäischen Parlaments und des Rates, der Richtlinien 2002/67/EG und 2008/5/EG der Kommission und der Verordnung (EG) Nr. 608/2004 der Kommission; URL: https://eur-lex.europa.eu/LexUriServ/LexUriServ.do?uri=OJ:L:2011:304:0018:0063:de:PDF, Zugriff am 12.08.2018
27 Much, Arrouas, Herzog, 2017, Zoonosen und ihre Erreger in Österreich, Bericht 2017, AGES, BM für Arbeit, Soziales, Gesundheit, Konsumentenschutz; URL: https://www.ages.at/pdf/pageflip_345579/index.html, Zugriff am 09.08.2018
28 BFR, 2012, Norovirusausbruch, Stellungnahme, Bundesinstitut für Risikobewertung; URL: https://www.bfr.bund.de/de/norovirus_ausbruch_2012-133211.html, Zugriff am 09.08.2018
29 EFSA, 2018, Europäische Behörde für Lebensmittelsicherheit; URL: http://www.efsa.europa.eu/de, Zugriff am 08.08.2018
30 AGES, 2018, Produktwarnungen, Österreichische Agentur für Gesundheit und Ernährungssicherheit GmbH; URL: https://www.ages.at/produktwarnungen/produktkategorie/alle/5/, Zugriff am 08.08.2018
31 BVL, 2018, Bundesamt für Verbraucherschutz und Lebensmittelsicherheit, lebensmittelwarnung.de, das Portal der Bundesländer und des BVL; URL: http://www.lebensmittelwarnung.de/bvl-lmw-de/app/process/warnung/start/bvllmwde.p_oeffentlicher_bereich.ss_aktuelle_warnungen, Zugriff am 09.08.2018
32 DGHM, 2018, Warnwert, Deutsche Gesellschaft für Hygiene und Mikrobiologie (DGHM); URL: https://www.dghm-richt-warnwerte.de/de, Zugriff 09.08.2018
33 Pschyrembel, 2017, MRSA; URL: https://www.pschyrembel.de/MRSA/K0EJ0/doc/, Zugriff am 18.05.2017
34 BZFE, 2018, Lebensmittelverderb erkennen, Bundesministerium für Ernährung; URL: https://www.bzfe.de/inhalt/lebensmittelverderb-erkennen-748.html, Zugriff am , Zugriff am 08.08.2018
35 Brode, Wechsler, 2018, inline Messtechnik für die Biotechnologie, Fraunhofer Institut für Produktionstechnik und Automatisierung; URL: https://www.ipa.fraunhofer.de/content/dam/ipa/de/documents/Kompetenzen/Laborautomatisierung-und-Bioproduktionstechnik/Produktblatt_Inline_Messtechnik.pdf, Zugriff am 09.08.2018
36 Zitat: ÖLMB, A3, Österreichisches Lebensmittelbuch, IV. Auflage, Codexkapitel / A 3 / Allgemeine Beurteilungsgrundsätze, Veröffentlicht mit Erlass: BMGFJ-75210/0016-IV/B/7/2008 vom 14.01.2009; URL: https://www.verbrauchergesundheit.gv.at/lebensmittel/buch/codex/a_3_allgemeine_beurteilungsgrundsaetze.pdf?4755y1, Zugriff am 12.08.2018
37 AGES, 2018, Schimmel, Fäulnis – Nicht mehr essen!, Österreichische Agentur für Gesundheit und Ernährungssicherheit GmbH; URL: https://www.ages.at/themen/lebensmittelsicherheit/haltbarkeit/schimmel/, Zugriff am 12.08.2018
38 Berghofer, Schönlechner, Schmidt, 2015, Neue Verfahren und Techniken bei der Lebensmittelherstellung und Lebensmittelversorgung, Bedeutung für Konsumentinnen und Konsumenten, Bundesministerium für Gesundheit, Lebensmittelverarbeitung; URL: http://www.bmgf.gv.at/cms/home/attachments/0/5/0/CH1176/CMS1435845259856/verfahren_lebensmittel_201510.pdf, Zugriff am 12.08.2018
39 TU Graz, 2018, Noormofidi, Antimikrobielle Kunststoffe – oder wie werde ich die Mikroben los? Technische Universität Graz; URL: https://diglib.tugraz.at/download.php?id=503334e1b2c60&location=browse, Zugriff am 09.08.2018
40 FH WN, 2018, FFG COIN-Projekt: Feuchte anzeigende Nanofarbpigmente für intelligente Verpackungen und Oberflächen – FaNm, FH Wiener Neustadt; URL: http://www.fhwn.ac.at/FHWN/Wissenschaftliche-Einheiten/Fachbereiche/Electrical-Engineering/Micro_Nanosystems/Forschung-Entwicklung, Zugriff am 08.08.2018
41 AGES, 2018, Einkauf und Aufbewahrung, Österreichische Agentur für Gesundheit und Ernährungssicherheit GmbH; URL: https://www.ages.at/themen/lebensmittelsicherheit/haltbarkeit/, Zugriff am 12.08.2018
42 BMGSK, 2018, Bundesministerium für Gesundheit, Sport und Konsumentenschutz, Verordnung des Bundesministers für Gesundheit, Sport und Konsumentenschutz über tiefgefrorene Lebensmittel StF: BGBl. Nr. 201/1994 [CELEX-Nr.: 389L0108], URL: https://www.ris.bka.gv.at/GeltendeFassung.

wxe?Abfrage=Bundesnormen&Gesetzesnummer=10010794, Zugriff am 01.09.2018
43 AGES, 2018, Aufgetaute Lebensmittel, Österreichische Agentur für Gesundheit und Ernährungssicherheit GmbH; URL: https://www.ages.at/themen/lebensmittelsicherheit/haltbarkeit/einfrieren/, Zugriff am 10.08.2018
44 BMG, 2007, Leitlinie für eine gute Hygienepraxis und die Anwendung der Grundsätze des HACCP bei der Speiseeiserzeugung, veröffentlicht mit Geschäftszahl: BMGF-75220/ 0003-IV/7/2007 vom 19.2.2007, Änderungen, Ergänzungen: BMG-75220/ 0035-II/ B/7/2009 vom 23.10.2009, BMG-75210/ 0028-II/B/13/2014 vom 28.8.2014, Bundesministerium für Gesundheit; URL: http://www.dielebensmittelgewerbe.at/hygiene/Speiseeis.pdf, Zugriff am 12.08.2018
45 Stadt Wien, 2018, MA 48; URL: https://www.wien.gv.at/umwelt/ma48/beratung/muelltrennung/mistabc.html, Zugriff am 12.08.2018
46 Stadt Salzburg, 2018, Müll-App, Abfall ABC; URL: https://app.offenerhaushalt.at/salzburg/abfall/abfall-abc, Zugriff am 12.08.2018
47 CVUA-RRW, 2018, Chemisches und Veterinäruntersuchungsamt Rhein-Ruhr-Wupper, Schimmelpilzgifte; URL: https://www.cvua-rrw.de/themen/lebensmittel/schimmelpilzgifte.html, Zugriff am 12.08.2018

Literatur Obst und Gemüse

- LMIV, 2011, Lebensmittelinformationsverordnung: VERORDNUNG (EU) Nr. 1169/2011 DES EUROPÄISCHEN PARLAMENTS UND DES RATES, vom 25. Oktober 2011 betreffend die Information der Verbraucher über Lebensmittel und zur Änderung der Verordnungen (EG) Nr. 1924/2006 und (EG) Nr. 1925/2006 des Europäischen Parlaments und des Rates und zur Aufhebung der Richtlinie 87/250/EWG der Kommission, der Richtlinie 90/496/EWG des Rates, der Richtlinie 1999/10/EG der Kommission, der Richtlinie 2000/13/EG des Europäischen Parlaments und des Rates, der Richtlinien 2002/67/EG und 2008/5/EG der Kommission und der Verordnung (EG) Nr. 608/2004 der Kommission; URL: https://eur-lex.europa.eu/LexUriServ/LexUriServ.do?uri=OJ:L:2011:304:0018:0063:de:PDF, Zugriff am 12.08.2018
- Margraf, 2010, Wenn der Garten in der Sonne brutzelt, Hitzeschäden und Sonnenbrand im Obst- und Gemüsegarten; IN: Hof und Familie, LW29
- Martins, De Souza, Landgraf, Franco, Destro, 2007, Minimally processed vegetable salads: microbial quality evaluation. Fröder H1, IN: J Food Prot. May;70(5):1277-80. URL: https://www.ncbi.nlm.nih.gov/pubmed/17536694, Zugriff am 30.08.2018
- Much, Arrouas, Herzog, 2017, Zoonosen und ihre Erreger in Österreich, Bericht 2017, AGES, BM für Arbeit, Soziales, Gesundheit, Konsumentenschutz; URL: https://www.ages.at/pdf/pageflip_345579/index.html, Zugriff am 09.08.2018
- ÖLMB, A3, Österreichisches Lebensmittelbuch, IV. Auflage, Codexkapitel / A 3 / Allgemeine Beurteilungsgrundsätze, Veröffentlicht mit Erlass: BMGFJ-75210/0016-IV/B/7/2008 vom 14.01.2009; URL: https://www.verbrauchergesundheit.gv.at/lebensmittel/buch/codex/a_3_allgemeine_beurteilungsgrundsaetze.pdf?4755y1, Zugriff am 12.08.2018
- ORF, 2017, Pressemitteilung; URL: http://orf.at/stories/2391769/, Zugriff am 17.05.2017
- Österreichisches Lebensmittelbuch, IV. Auflage, Codexkapitel / B 4 / Obst, Veröffentlicht mit Erlass: BMG-75210/0001-II/B/7/2009 vom 12.5.2009 Änderungen, Ergänzungen: BMG-75210/0023-II/B/13/2015 vom 24. 7. 2015; URL: https://www.verbrauchergesundheit.gv.at/lebensmittel/buch/codex/B_4_Obst_2.pdf?5209ad, Zugriff am 03.09.2018
- Pladerer, Bernhofer, Kalleitner, Hietler, 2016, Lagebericht zu Lebensmittelabfällen und -verlusten in Österreich 2016, Mutter Erde, WWF; URL: https://www.muttererde.at/motherearth/uploads/2016/03/2016_Lagebericht_Mutter-Erde_WWF_OeOel_Lebensmittelverschwendung_in_Oesterreich.pdf, Zugriff am 12.08.2018
- Pschyrembel, 2017, MRSA; URL: https://www.pschyrembel.de/MRSA/K0EJ0/doc/, Zugriff am 18.05.2017
- Schirmer; Trierweiler, 2006, B. Lagerung der Apfelsorte/Clubsorte ‚Cameo'. Obstbau v. 31(10), S. 510–512
- Stadt Salzburg, 2018, Müll-App, Abfall ABC; URL: https://app.offenerhaushalt.at/salzburg/abfall/abfall-abc, Zugriff am 12.08.2018
- Stadt Wien, 2018, MA 48; URL: https://www.wien.gv.at/umwelt/ma48/beratung/muelltrennung/mistabc.html, Zugriff am 12.08.2018
- Studioblog, 2018, Bildreihe; URL: https://www.studiblog.net/2014/05/22/essen-fuer-eine-woche-auf-dem-tisch-eine-eindrucksvolle-fotoreihe-aus-allen-laendern-der-welt/, Zugriff am08.08. 2018
- Trierweiler, 2013, Max-Rubner-Institut, Qualitätserhaltung bei Obst und Gemüse durch eine optimierte Lagerung, Max-Rubner-Institut, Institut für Sicherheit und Qualität bei Obst und Gemüse
- TU Graz, 2018, Noormofidi, Antimikrobielle Kunststoffe – oder wie werde ich die Mikroben los? Technische Universität Graz; URL: https://diglib.tugraz.at/download.php?id=503334e1b2c60&location=browse, Zugriff am 09.08.2018
- Umweltschutz Wien, 2018; URL: https://www.wien.gv.at/umweltschutz/abfall/lebensmittel/fakten.html, Zugriff am 08.08.2018
- Verordnung (EU) Nr. 1129/2011 der Kommission vom 11. November 2011 zur Änderung des Anhangs II der Verordnung (EG) Nr. 1333/2008 des Europäischen Parlaments und des Rates im Hinblick auf

eine Liste der Lebensmittelzusatzstoffe der Europäischen Union, URL: https://eur-lex.europa.eu/legal-content/DE/TXT/PDF/?uri=CELEX:32011 R1129&from=DE, Zugriff am 30.08.2018
- WFP, 2017, World Food Programme; URL: http://de.wfp.org/welternaehrung, Zugriff am 08.05.2017

Literatur Trockenfrüchte, kandierte Früchte

- Bundesministerium für Gesundheit, Österreichisches Lebensmittelbuch, IV. Auflage, Codexkapitel / B 4 / Obst, Veröffentlicht mit Erlass: BMG-75210/0001-II/B/7/2009 vom 12. 5. 2009, Änderungen, Ergänzungen: BMG-75210/0023-II/B/13/2015 vom 24. 7. 2015, URL: https://www.verbrauchergesundheit.gv.at/lebensmittel/buch/codex/B_4_Obst_2.pdf?5209ad, Zugriff am 30.08.2018
- Bundesministerium für Gesundheit, Österreichisches Lebensmittelbuch, IV. Auflage, Codexkapitel / B 5 / Konfitüre und andere Obsterzeugnisse, veröffentlicht mit Erlass: BMGFJ-75210/0008-IV/B/7/2008 vom 14.05.2008, Änderungen, Ergänzungen: BMG-75210/0004-II/B/13/2015 vom 21.1.2015; URL: https://www.verbrauchergesundheit.gv.at/lebensmittel/buch/codex/B_5_Konfitueren_2.pdf?4s6edy, Zugriff am 03.09.2018
- Hasenhüttl, Kajtna, Sturm, 2012, Haltbarkeit von Lebensmitteln, ÖGUT – Österreichische Gesellschaft für Umwelt und Technik, URL: https://www.wien.gv.at/kontakte/ma22/studien/pdf/lebensmittel-haltbarkeit.pdf, Zugriff am 12.08.2018

Literatur Marmelade, Konfitüre, Gelee, Kompott, Obstmus, Röster

- Bundesministerium für Ernährung und Landwirtschaft, Konfitüre und Marmelade, Lebensmittel-Lexikon, Informationen zu Lagerung, Haltbarkeit und Tipps für einzelne Lebensmittel; URL: https://www.zugutfuerdietonne.de/was-kannst-du-dagegen-tun/besser-lagern/lebensmittel-lexikon/konfituere-marmelade/, Zugriff am 03.09.2018
- Bundesministerium für Gesundheit, Österreichisches Lebensmittelbuch, IV. Auflage, Codexkapitel / B 5 / Konfitüre und andere Obsterzeugnisse, veröffentlicht mit Erlass: BMGFJ-75210/0008-IV/B/7/2008 vom 14.5. 2008, Änderungen, Ergänzungen: BMG-75210/0004-II/B/13/2015 vom 21.1.2015; URL: https://www.verbrauchergesundheit.gv.at/lebensmittel/buch/codex/B_5_Konfitueren_2.pdf?4s6edy, Zugriff am 01.09.2018
- Greenpeace, 2016, Lebensmittellagerung Ratgeber, URL: http://www.greenpeace.org/austria/Global/austria/dokumente/ratgeber/Konsum/konsum_lmv_ratgeber_lagerung_2016.pdf?_ga=2.25246526.229322752.1534107752-523239741.1495541584, Zugriff am 03.09. 2018
- Verbraucherzentrale Hamburg, Mindesthaltbarkeit, 2012, Wann muss ich Lebensmittel wirklich wegwerfen?, URL: http://www.huehn.org/schulprojekt/daten/01-06-2013/20130601_tipps_zur_haltbarkeit_von_lebensmitteln.pdf, Zugriff am 03.09.2018

Literatur Eingelegtes Gemüse, Sauerkraut, Tomatenmark, Ketchup

- AGES, 2017, Botulismus, URL: https://www.bmgf.gv.at/cms/home/attachments/4/6/9/CH1644/CMS1493030443070/botulismus_sp.pdf; Zugriff am 01.09.2018
- Bundesministerium für Arbeit, Soziales und Konsumentenschutz, 2017, Botulismus, URL: https://www.bmgf.gv.at/home/Botulismus; Zugriff am 01.09.2018
- Bundesministerium für Gesundheit, Österreichisches Lebensmittelbuch, IV. Auflage, Codexkapitel / B 24 / Gemüse und Gemüsedauerwaren, veröffentlicht mit Erlass: BMG-75210/0006-II/B/7/2010 vom 05.07.2010, Änderungen, Ergänzungen: BMG-75210/ 0017-II/B/13/2013 vom 30.10.2013, BMG-75210/0024-II/B/13/2015 vom 03.08.2015, URL: https://www.verbrauchergesundheit.gv.at/lebensmittel/buch/codex/B_24_Gemuese_2.pdf?5209ad, Zugriff am 12.08.2018
- Bundesministerium für Gesundheit, Österreichisches Lebensmittelbuch, IV. Auflage, Codexkapitel / B 5 / Konfitüre und andere Obsterzeugnisse, veröffentlicht mit Erlass: BMGFJ-75210/0008-IV/B/7/2008 vom 14. 5. 2008, Änderungen, Ergänzungen: BMG-75210/0004-II/B/13/2015 vom 21.01.2015; URL: https://www.verbrauchergesundheit.gv.at/lebensmittel/buch/codex/B_5_Konfitueren_2.pdf?4s6edy, Zugriff am 12.08.2018
- Hasenhüttl, Kajtna, Sturm, 2012, Haltbarkeit von Lebensmitteln, ÖGUT – Österreichische Gesellschaft für Umwelt und Technik, URL: https://www.wien.gv.at/kontakte/ma22/studien/pdf/lebensmittel-haltbarkeit.pdf, Zugriff am 12.08.2018

Literatur Nüsse, Saaten, Samen, Keime

- Bundesministerium für Ernährung und Landwirtschaft, Nüsse, Lebensmittel-Lexikon, Informationen zu Lagerung, Haltbarkeit und Tipps für einzelne Lebensmittel; URL: https://www.zugutfuerdietonne.de/was-kannst-du-dagegen-tun/besser-lagern/lebensmittel-lexikon/nuesse/, Zugriff am 03.09.2018
- Bundesministerium für Gesundheit, Österreichisches Lebensmittelbuch, IV. Auflage, Codexkapitel / B 4 / Obst, veröffentlicht mit Erlass: BMG-75210/0001-II/B/7/2009 vom 12. 5. 2009, Änderungen, Ergänzungen: BMG-75210/0023-II/B/13/2015 vom 24. 7. 2015, URL: https://www.verbrauchergesundheit.gv.at/lebensmittel/buch/codex/B_4_Obst_2.pdf?5209ad, Zugriff am 30.08.2018

- Bundeszentrum für Ernährung, Schimmel auf Nüssen und Samen; URL: https://www.bzfe.de/inhalt/was-tun-mit-verschimmelten-lebensmitteln-4591.html, Zugriff am 30.08.2018
- Ministerium Frauen Gesundheit, Österreichisches Lebensmittelbuch, IV. Auflage, Codexkapitel / B 20 / Mahl- und Schälprodukte, veröffentlicht mit Erlass: BMG-75210/0013-II/B/7/2009 vom 18. 2. 2010, Änderungen, Ergänzungen: BMG-75210/0009-II/B/13/2011 vom 16.8. 2011, BMG-75210/0019-II/B/13/2011 vom 24. 1. 2012, BMGF-75210/0007-II/B/13/2017 vom 6. 2. 2017, URL: https://www.verbrauchergesundheit.gv.at/lebensmittel/buch/codex/B_20_Mahl_und_Schaelprodukte.pdf?5u1ccg, Zugriff am 01.09.2018
- Rösch, Nüsse – Verbraucherschutz, Bundeszentrum für Ernährung, URL: https://www.bzfe.de/inhalt/nuesse-verbraucherschutz-5381.html, Zugriff am 30.08.2018
- Wiener Tafel, MA 38 Lebensmitteluntersuchung Wien, Pulswerk, 2016, Ist das noch gut? URL: https://www.wienertafel.at/fileadmin/Presse/WT_DIV_16004_MHD_Broschuere_RZ_PRINT.pdf, Zugriff am 02.09.2018

Literatur Kastanien/Maroni

- Österreichisches Lebensmittelbuch, IV. Auflage, Codexkapitel / B 4 / Obst, veröffentlicht mit Erlass: BMG-75210/0001-II/B/7/2009 vom 12.05.2009 Änderungen, Ergänzungen: BMG-75210/0023-II/B/13/2015 vom 24.07.2015; URL: https://www.verbrauchergesundheit.gv.at/lebensmittel/buch/codex/B_4_Obst_2.pdf?5209ad, Zugriff am 28.08.2018

Literatur Pilze

- Bundesministerium für Ernährung und Landwirtschaft, Pilze, Lebensmittel-Lexikon, Informationen zu Lagerung, Haltbarkeit und Tipps für einzelne Lebensmittel; URL: https://www.zugutfuerdietonne.de/was-kannst-du-dagegen-tun/besser-lagern/lebensmittel-lexikon/pilze/, Zugriff am 03.09.2018
- Bundesministerium für Gesundheit, Österreichisches Lebensmittelbuch, IV. Auflage, Kapitel / B 27 / Pilze und Pilzerzeugnisse, veröffentlicht mit Geschäftszahl: BMG-75210/ 0025-II/B/13/2014 vom 24.07.2014; URL: https://www.verbrauchergesundheit.gv.at/lebensmittel/buch/codex/B_27_Pilze.pdf?4guwy0, Zugriff am 28.08.2018
- Greenpeace, 2016, Lebensmittellagerung Ratgeber, URL: http://www.greenpeace.org/austria/Global/austria/dokumente/ratgeber/Konsum/konsum_lmv_ratgeber_lagerung_2016.pdf?_ga=2.25246526.229322752.1534107752-523239741.1495541584, Zugriff am 03.09.2018

Literatur Kartoffeln

- Deutsche Gesellschaft für Ernährung, 2010, Solanin in Kartoffeln, DGEinfo 02/2010, S. 23–25, URL: https://www.dge.de/wissenschaft/weitere-publikationen/fachinformationen/solanin-in-kartoffeln/, Zugriff am 03.09.2018
- European commission, 2017, Chlorpropham, List of information, tests and studies which are considered als relied upon by the rms für dhe evaluation with a view to the renewal of the active substance
- European commission, Chlorpropham, URL: http://ec.europa.eu/food/plant/pesticides/eu-pesticides-database/public/?event=activesubstance.detail&language=DE&selectedID=1129, Zugriff am 03.09.2018
- European commission, health & consumer protection, 2003, Chlorpropham, Review report for the active substance chlorpropham
- GESTIS-Stoffdatenbank, Chlorpropham, URL: http://gestis.itrust.de/nxt/gateway.dll/gestis_de/490130.xml?f=templates$fn=default.htm$3.0, Zugriff am 03.09.2018
- Greenpeace, 2016, Lebensmittellagerung Ratgeber, URL: http://www.greenpeace.org/austria/Global/austria/dokumente/ratgeber/Konsum/konsum_lmv_ratgeber_lagerung_2016.pdf?_ga=2.25246526.229322752.1534107752-523239741.1495541584, Zugriff am 03.09.2018
- Hasenhüttl, Kajtna, Sturm, 2012, Haltbarkeit von Lebensmitteln, ÖGUT - Österreichische Gesellschaft für Umwelt und Technik, URL: https://www.wien.gv.at/kontakte/ma22/studien/pdf/lebensmittel-haltbarkeit.pdf, Zugriff am 12.08.2018
- Verbraucherzentrale Hamburg, Mindesthaltbarkeit, 2012, Wann muss ich Lebensmittel wirklich wegwerfen?, URL: http://www.huehn.org/schulprojekt/daten/01-06-2013/20130601_tipps_zur_haltbarkeit_von_lebensmitteln.pdf, Zugriff am 03.09.2018

Literatur Trockenlebensmittel

- Bundesministerium für Ernährung und Landwirtschaft, 2018, Lebensmittel-Lexikon, Informationen zu Lagerung, Haltbarkeit und Tipps für einzelne Lebensmittel; URL: https://www.zugutfuerdietonne.de/was-kannst-du-dagegen-tun/besser-lagern/lebensmittel-lexikon/, Zugriff am 01.09.2018
- Bundesministerium für Ernährung und Landwirtschaft, 2018, Lebensmittel-Lexikon, Informationen zu Lagerung, Haltbarkeit und Tipps für einzelne Lebensmittel; URL: https://www.zugutfuerdietonne.de/was-kannst-du-dagegen-tun/besser-lagern/lebensmittel-lexikon/, Zugriff am 01.09.2018
- Bundesministerium für Ernährung und Landwirtschaft, Müsli und Flocken, Lebensmittel-Lexikon, Informationen zu Lagerung, Haltbarkeit und Tipps für einzelne Lebensmittel; URL: https://www.zugutfuerdietonne.de/was-kannst-du-dagegen-tun/besser-lagern/lebensmittel-lexikon/muesli-flocken/, Zugriff am 03.09.2018
- Greenpeace, 2016, Lebensmittellagerung Ratgeber, URL: http://www.greenpeace.org/

austria/Global/austria/dokumente/ratgeber/Konsum/konsum_lmv_ratgeber_lagerung_2016.pdf?_ga=2.25246526.229322752.1534107752-523239741.1495541584, Zugriff am 03.09.2018
- Ministerium Frauen Gesundheit, Österreichisches Lebensmittelbuch, IV. Auflage, Codexkapitel / B 20 / Mahl- und Schälprodukte, veröffentlicht mit Erlass: BMG-75210/0013-II/B/7/2009 vom 18.02.2010, Änderungen, Ergänzungen: BMG-75210/0009-II/B/13/2011 vom 16.8. 2011, BMG-75210/0019-II/B/13/2011 vom 24.1.2012, BMGF-75210/0007-II/B/13/2017 vom 06.02.2017, URL: https://www.verbrauchergesundheit.gv.at/lebensmittel/buch/codex/B_20_Mahl_und_Schaelprodukte.pdf?5u1ccg, Zugriff am 01.09.2018
- Ministerium Frauen Gesundheit, Österreichisches Lebensmittelbuch, IV. Auflage, Kapitel / B 18 / Backerzeugnisse, veröffentlicht mit Geschäftszahl: BMG-75210/0011-II/B/7/2009 vom 18.02.2010, Änderungen, Ergänzungen: BMG-75210/0004-II/B/7/2010 vom 05.07.2010, BMG-75210/0018-II/B/13/2011 vom 19.01.2012, BMG-75210/0023-II/B/13/2012 vom 13.02.2013, BMG-75210/0009-II/B/13/2015 vom 28.01.2015, BMG-75210/0034-II/B/13/ 2015 vom 27.01.2016, BMGF-75210/0006-II/B/13/2017 vom 6.2.2017, BMGF-75210/0011-II/B/13/2017 vom 26.7. 2017; URL: https://www.verbrauchergesundheit.gv.at/lebensmittel/buch/codex/B_18_Backerzeugnisse.pdf?62f486, Zugriff am 01.09.2018
- Wiener Tafel, MA 38 Lebensmitteluntersuchung Wien, Pulswerk, 2016, Ist das noch gut? URL: https://www.wienertafel.at/fileadmin/Presse/WT_DIV_16004_MHD_Broschuere_RZ_PRINT.pdf, Zugriff am 02.09.2018

Literatur Teigwaren, Gnocchi, Spätzle

- Bundesministerium für Ernährung und Landwirtschaft, Nudeln und Spätzle; URL: https://www.zugutfuerdietonne.de/was-kannst-du-dagegen-tun/besser-lagern/nudeln-und-spaetzle/, Zugriff am 01.09.2018
- Bundesministerium für Ernährung und Landwirtschaft, Nudeln, Lebensmittel-Lexikon, Informationen zu Lagerung, Haltbarkeit und Tipps für einzelne Lebensmittel; URL: https://www.zugutfuerdietonne.de/index.php?id=183, Zugriff am 03.09.2018
- Greenpeace, 2016, Lebensmittellagerung Ratgeber, URL: http://www.greenpeace.org/austria/Global/austria/dokumente/ratgeber/Konsum/konsum_lmv_ratgeber_lagerung_2016.pdf?_ga=2.25246526.229322752.1534107752-523239741.1495541584, Zugriff am 03.09.2018
- Ministerium Frauen Gesundheit, Österreichisches Lebensmittelbuch, IV. Auflage, Codexkapitel / B 19 / Teigwaren, veröffentlicht mit Erlass: BMG-75210/0012-II/B/7/2009 vom 18.02.2010, Änderungen, Ergänzungen: BMG-75210/0027-II/B/13/2015 vom 03.08.2015 BMGF-75210/0029-II/B/13/2017 vom 22.12.2017, URL: Ministerium Frauen Gesundheit, https://www.verbrauchergesundheit.gv.at/lebensmittel/buch/codex/B_19_Teigwaren_17_1_2018.pdf?6fdsmo, Zugriff am 01.09.2018
- Weiland, 2016, Mikrobiologische Richt- und Warnwerte der DGHM – aktuelle Aspekte aus Sicht der lebensmittelrechtlichen Praxis und der Rechtsprechung. Sicherheitsbewertung von Lebensmitteln im Zusammenhang mit den Mikrobiologischen Richt- und Warnwerten der DGHM, URL: https://www.dghm.org/diagnostikqualitaetssicherung/staendige-arbeitsgemeinschaft-richt--und-warnwerte/praesentationen-richt--und-warnwerte/m_818, Zugriff am 01.09.2018

Literatur Milch und Milchprodukte

- (EG) Nr. 853/2004, VERORDNUNG (EG) NR. 853/2004 DES EUROPÄISCHEN PARLAMENTS UND DES RATES vom 29. April 2004 mit spezifischen Hygienevorschriften für Lebensmittel tierischen Ursprungs, URL: https://eur-lex.europa.eu/LexUriServ/LexUriServ.do?uri=OJ:L:2004:139:0055:0205:DE:PDF, Zugriff am 03.08.2018
- AGES, 2018, Haltbarkeit, URL: https://www.ages.at/themen/lebensmittelsicherheit/haltbarkeit/tipps/, Zugriff am 03.09.2018
- Bundesministerium für Arbeit, Soziales, Gesundheit und Konsumentenschutz (BMASGK), Österreichische Agentur für Gesundheit und Ernährungssicherheit GmbH (AGES), 2018, Listerien und Schimmel in Käse, der im Einzelhandel aufgeschnitten und verpackt wird, Endbericht der Schwerpunktaktion A-802-17 URL: https://www.ages.at/download/0/0/f2da91479ea24ab8177c940898a2c1363351e175/fileadmin/AGES2015/Wissen-Aktuell/SPA/A-802-17_Wissen_aktuell.pdf, Zugriff am 03.08.2018
- Bundesministerium für Ernährung und Landwirtschaft, 2018, Milch; URL: https://www.zugutfuerdietonne.de/was-kannst-du-dagegen-tun/besser-lagern/milch-und-milchprodukte/, Zugriff am 03.08.2018
- Bundesministerium für Ernährung und Landwirtschaft, 2018, Nudeln und Spätzle; URL: https://www.zugutfuerdietonne.de/was-kannst-du-dagegen-tun/besser-lagern/nudeln-und-spaetzle/, Zugriff am 03.08.2018
- Bundesministerium für Ernährung und Landwirtschaft, Butter, Lebensmittel-Lexikon, Informationen zu Lagerung, Haltbarkeit und Tipps für einzelne Lebensmittel; URL: https://www.zugutfuerdietonne.de/was-kannst-du-dagegen-tun/besser-lagern/lebensmittel-lexikon/butter/, Zugriff am 03.09.2018
- Bundesministerium für Ernährung und Landwirtschaft, Hartkäse Lebensmittel-Lexikon, Informationen zu Lagerung, Haltbarkeit und Tipps für einzelne Lebensmittel; URL: https://www.zugutfuerdietonne.de/was-kannst-du-dagegen-tun/besser-lagern/

lebensmittel-lexikon/hartkaese/, Zugriff am 03.09.2018

- Bundesministerium für Ernährung und Landwirtschaft, Joghurt, Quark und Sahne, Lebensmittel-Lexikon, Informationen zu Lagerung, Haltbarkeit und Tipps für einzelne Lebensmittel; URL: https://www.zugutfuerdietonne.de/was-kannst-du-dagegen-tun/besser-lagern/lebensmittel-lexikon/joghurt-quark-sahne/, Zugriff am 03.09.2018
- Bundesministerium für Ernährung und Landwirtschaft, Milch, Lebensmittel-Lexikon, Informationen zu Lagerung, Haltbarkeit und Tipps für einzelne Lebensmittel; URL: https://www.zugutfuerdietonne.de/was-kannst-du-dagegen-tun/besser-lagern/lebensmittel-lexikon/milch/, Zugriff am 03.09.2018
- Greenpeace, 2016, Lebensmittellagerung Ratgeber, URL: http://www.greenpeace.org/austria/Global/austria/dokumente/ratgeber/Konsum/konsum_lmv_ratgeber_lagerung_2016.pdf?_ga=2.25246526.229322752.1534107752-523239741.1495541584, Zugriff am 03.09.2018
- Greenpeace, 2017, MHD-Langzeittest: Bilanz nach 16 Wochen, 112 Tage nach Ablauf des Mindesthaltbarkeitsdatums, Lebensmittelversuchsanstalt LVA Klosterneuburg, URL: https://secured-static.greenpeace.org/austria/Global/austria/fotos/Presse/Greenpeace_MHD-Test_Ergebnis-Bilanz.pdf, Zugriff am 03.09.2018
- Ministerium Frauen Gesundheit, Österreichisches Lebensmittelbuch, IV. Auflage, Codexkapitel / B32 / Milch und Milchprodukte, Veröffentlichung: BMG-75210/0010-II/B/13/2011 vom 18.8.2011, Änderungen, Ergänzungen: BMG-75210/0008-II/B/13/2012 vom 24.7.2012, BMG-75210/0016-II/B/13/2013 vom 2.8.2013, BMG-75210/0011-II/B/13/2015 vom 4.2.2015, BMG-75210/0028-II/B/13/2015 vom 26.8.2015, BMG-75210/0041-II/B/13/2015 vom 27.1.2016, BMGF-75210/0008-II/B/13/2016 vom 2.8.2016, BMGF-75210/0014-II/B/13/2017 vom 26.7.2017, BMGF-75210/0024-II/B/13/2017 vom 21.12.2017, URL: https://www.verbrauchergesundheit.gv.at/lebensmittel/buch/codex/B_32_Milch_und_Milchprodukte_18_1_2018.pdf?6awt36, Zugriff am 03.08.2018
- Ministerium Frauen Gesundheit, Österreichisches Lebensmittelbuch, IV. Auflage, Codexkapitel / B 30 / Speisefette, Speiseöle, Streichfette und andere Fetterzeugnisse, veröffentlicht mit Erlass: BMG-75210/0007-II/ B/13/2012 vom 24.07.2012, Änderungen, Ergänzungen: BMGF-75210/0029-II/B/13/2017 vom 22.12.2017, URL: https://www.verbrauchergesundheit.gv.at/lebensmittel/buch/codex/B_30_Speisefette_Speiseoele_Fetterzeugnisse_18_1_2018.pdf?6awse9, Zugriff am 02.09.2018
- Wiener Tafel, MA 38 Lebensmitteluntersuchung Wien, Pulswerk, 2016, Ist das noch gut? URL: https://www.wienertafel.at/fileadmin/Presse/WT_DIV_16004_MHD_Broschuere_RZ_PRINT.pdf, Zugriff am 02.09.2018

Literatur Fleisch und Fisch

- (EG) Nr. 853/2004, VERORDNUNG (EG) NR. 853/2004 DES EUROPÄISCHEN PARLAMENTS UND DES RATES vom 29. April 2004 mit spezifischen Hygienevorschriften für Lebensmittel tierischen Ursprungs, URL: https://eur-lex.europa.eu/LexUriServ/LexUriServ.do?uri=O-J:L:2004:139:0055:0205:DE:PDF, Zugriff am 01.09.2018
- (EG) Nr. 853/2004, VERORDNUNG (EG) NR. 853/2004 DES EUROPÄISCHEN PARLAMENTS UND DES RATES vom 29. April 2004 mit spezifischen Hygienevorschriften für Lebensmittel tierischen Ursprungs, URL: https://eur-lex.europa.eu/LexUriServ/LexUriServ.do?uri=O-J:L:2004:139:0055:0205:DE:PDF, Zugriff am 28.08.2018
- AID, 2012, Auswertungs- und Informationsdienst, Tiefkühlkost – Einfrieren von A bis Z, Heft 1057/2012
- Amtsblatt der europäischen Union, 2005, VERORDNUNG (EG) Nr. 2073/2005 DER KOMMISSION vom 15. November 2005 über mikrobiologische Kriterien für Lebensmittel, URL: VERORDNUNG (EG) Nr. 2073/2005 DER KOMMISSION vom 15. November 2005 über mikrobiologische Kriterien für Lebensmittel, https://eur-lex.europa.eu/legal-content/DE/TXT/PDF/?uri=CELEX:32005R2073&from=DE, Zugriff am 02.09.2018
- Bundesministerium für Ernährung und Landwirtschaft, Fisch, Lebensmittel-Lexikon, Informationen zu Lagerung, Haltbarkeit und Tipps für einzelne Lebensmittel; URL: https://www.zugutfuerdietonne.de/was-kannst-du-dagegen-tun/besser-lagern/lebensmittel-lexikon/fisch/, Zugriff am 03.09.2018
- Bundesministerium für Ernährung und Landwirtschaft, Fleisch und Wurst; URL: https://www.zugutfuerdietonne.de/was-kannst-du-dagegen-tun/besser-lagern/fleisch-und-wurst/, Zugriff am 01.09.2018
- Bundesministerium für Ernährung und Landwirtschaft, Grillfleisch, Lebensmittel-Lexikon, Informationen zu Lagerung, Haltbarkeit und Tipps für einzelne Lebensmittel; URL: https://www.zugutfuerdietonne.de/no_cache/schwerpunkte/artikel/article//die-grillsaison-restlos-geniessen/?tx_contrast=1&cHash=1605bb8ea9fde4fc61223efc1b19a632&sword_list%5B0%5D=grillfleisch, Zugriff am 03.09.2018
- Bundesministerium für Ernährung und Landwirtschaft, Hackfleisch, Lebensmittel-Lexikon, Informationen zu Lagerung, Haltbarkeit und Tipps für einzelne Lebensmittel; URL: https://www.zugutfuerdietonne.de/was-kannst-du-dagegen-tun/besser-lagern/lebensmittel-lexikon/hackfleisch/, Zugriff am 03.09.2018

- Bundesministerium für Gesundheit, Sport und Konsumentenschutz, Verordnung des Bundesministers für Gesundheit, Sport und Konsumentenschutz über tiefgefrorene Lebensmittel StF: BGBl. Nr. 201/1994 [CELEX-Nr.: 389L0108], URL: https://www.ris.bka.gv.at/GeltendeFassung.wxe?Abfrage=-Bundesnormen&Gesetzesnummer=10010794, Zugriff am 01.09.2018
- Egan, 1983, Lactic acid bacteria of meat and meat products., Antonie Van Leeuwenhoek. 1983 Sep;49(3):327-36, PMID: 6354082
- Gram, Huss, 1996, Microbiological spoilage of fish and fish products. Int JFoodMicrobiol. 1996 Nov;33(1):121-37, PMID: 8913813
- Greenpeace, 2016, Lebensmittellagerung Ratgeber, URL: http://www.greenpeace.org/austria/Global/austria/dokumente/ratgeber/Konsum/konsum_lmv_ratgeber_lagerung_2016.pdf?_ga=2.25246526.229322752.1534107752-523239741.1495541584, Zugriff am 03.09.2018
- Greenpeace, 2017, MHD-Langzeittest: Bilanz nach 16 Wochen, 112 Tage nach Ablauf des Mindesthaltbarkeitsdatums, Lebensmittelversuchsanstalt LVA Klosterneuburg, URL: https://secured-static.greenpeace.org/austria/Global/austria/fotos/Presse/Greenpeace_MHD-Test_Ergebnis-Bilanz.pdf, Zugriff am 03.09.2018
- Hasenhüttl, Kajtna, Sturm, 2012, Haltbarkeit von Lebensmitteln, ÖGUT – Österreichische Gesellschaft für Umwelt und Technik, URL: https://www.wien.gv.at/kontakte/ma22/studien/pdf/lebensmittel-haltbarkeit.pdf, Zugriff am 12.08.2018
- Ministerium Frauen Gesundheit, Österreichisches Lebensmittelbuch, IV. Auflage, Codexkapitel / B 14 / Fleisch und Fleischerzeugnisse, veröffentlicht mit Geschäftszahl: BMGF-75210/0010-IV/B/10/2005 vom 19.10.2005, Änderungen, Ergänzungen: BMGF-75210/0013-II/B/13/2017 vom 31.07.2017, URL: https://www.verbrauchergesundheit.gv.at/lebensmittel/buch/codex/B_14_Fleisch_und_Fleischerzeugnisse_2.pdf?62f486, Zugriff am 28.08.2018
- Ministerium Frauen Gesundheit, Österreichisches Lebensmittelbuch, IV. Auflage, Codexkapitel / B 35 / Fische, Krebse, Weichtiere und daraus hergestellte Erzeugnisse, Fische, Krebse, Weichtiere und daraus hergestellte Erzeugnisse, veröffentlicht mit Geschäftszahl: BMGFJ-75210/0019-IV/B/7/2007 vom 6.12. 2007, Änderungen, Ergänzungen: BMG-75210/0017-II/B/7/2009 vom 8.1.2010, BMG-75210/0016-II/B/7/2010 vom 23.12. 2010, BMG-75210/0020-II/B/13/2011 vom 24.1.2012, BMG-75210/0005-II/B/13/ 2013 vom 13.2.2013, BMG-75210/0009-II/B/13/ 2014 vom 25.2.2014, BMG-75210/ 0012-II/B/13/2015 vom 4.2.2015, BMGF-75210/ 0008-II/B/13/2017 vom 6.2.2017, BMGF-75210/0026-II/B/13/2017 vom 27.12. 2017, URL: https://www.verbrauchergesundheit.gv.at/lebensmittel/buch/codex/B_35_Fische_Krebse_Weichtiere_2.pdf?6awt37, Zugriff am 02.09.2018
- Mitteregger, 2018, Betrug mit Thunfisch, in: Lebensmittel und Biotechnologie, April 2018; URL: http://www.lebio.at/news/betrug-mit-thunfisch/, Zugriff am 02.09.2018
- Weiland, 2016, Mikrobiologische Richt- und Warnwerte der DGHM – aktuelle Aspekte aus Sicht der lebensmittelrechtlichen Praxis und der Rechtsprechung, Sicherheitsbewertung von Lebensmitteln im Zusammenhang mit den Mikrobiologischen Richt- und Warnwerten der DGHM, URL: https://www.dghm.org/diagnostikqualitaetssicherung/staendige-arbeitsgemeinschaft-richt--und-warnwerte/praesentationen-richt--und-warnwerte/m_818, Zugriff am 01.09.2018
- Wiener Tafel, MA 38 Lebensmitteluntersuchung Wien, Pulswerk, 2016, Ist das noch gut? URL: https://www.wienertafel.at/fileadmin/Presse/WT_DIV_16004_MHD_Broschuere_RZ_PRINT.pdf, Zugriff am 02.09.2018
- Wimmesberger, Jahr, Tiefgekühlte Lebensmittel, Verein der Lebensmittelaufsicht Oberösterreich, URL: https://www.lebensmittelaufsicht-oberoesterreich.org/konsumenten/tiefgek%C3%BChlte-lebensmittel/, Zugriff am 01.09.2018

Literatur Eier

- (EG) Nr. 853/2004, VERORDNUNG (EG) NR. 853/2004 DES EUROPÄISCHEN PARLAMENTS UND DES RATES vom 29. April 2004 mit spezifischen Hygienevorschriften für Lebensmittel tierischen Ursprungs, URL: https://eur-lex.europa.eu/LexUriServ/LexUriServ.do?uri=OJ:L:2004:139:0055:0205:DE:PDF, Zugriff am 28.08.2018
- Bundesministerium für Ernährung und Landwirtschaft, Eier, Lebensmittel-Lexikon, Informationen zu Lagerung, Haltbarkeit und Tipps für einzelne Lebensmittel; URL: https://www.zugutfuerdietonne.de/was-kannst-du-dagegen-tun/besser-lagern/lebensmittel-lexikon/eier/, Zugriff am 03.09.2018
- Greenpeace, 2016, Lebensmittellagerung Ratgeber, URL: http://www.greenpeace.org/austria/Global/austria/dokumente/ratgeber/Konsum/konsum_lmv_ratgeber_lagerung_2016.pdf?_ga=2.25246526.229322752.1534107752-523239741.1495541584, Zugriff am 03.09.2018
- Greenpeace, 2017, MHD-Langzeittest: Bilanz nach 16 Wochen, 112 Tage nach Ablauf des Mindesthaltbarkeitsdatums, Lebensmittelversuchsanstalt LVA Klosterneuburg, URL: https://secured-static.greenpeace.org/austria/Global/austria/fotos/Presse/Greenpeace_MHD-Test_Ergebnis-Bilanz.pdf, Zugriff am 03.09.2018
- Verbraucherzentrale Hamburg, Mindesthaltbarkeit, 2012, Wann muss ich Lebensmittel wirklich wegwerfen?, URL: http://www.huehn.org/schulprojekt/daten/01-06-2013/20130601_tipps_zur_haltbarkeit_von_lebensmitteln.pdf, Zugriff am 03.09.2018

- Wiener Tafel, MA 38 Lebensmitteluntersuchung Wien, Pulswerk, 2016, Ist das noch gut? URL: https://www.wienertafel.at/fileadmin/Presse/WT_DIV_16004_MHD_Broschuere_RZ_PRINT.pdf, Zugriff am 02.09.2018

Literatur Konserven

- AGES, 2017, Botulismus, URL: https://www.bmgf.gv.at/cms/home/attachments/4/6/9/CH1644/CMS1493030443070/botulismus_sp.pdf; Zugriff am 01.09.2018
- AGES, 2018, Haltbarkeit, URL: https://www.ages.at/themen/lebensmittelsicherheit/haltbarkeit/tipps/, Zugriff am 03.09.2018
- Bundesministerium für Arbeit, Soziales und Konsumentenschutz, 2017, Botulismus, URL: https://www.bmgf.gv.at/home/Botulismus; Zugriff am 01.09.2018
- Bundesministerium für Ernährung und Landwirtschaft, Konserven, Lebensmittel-Lexikon, Informationen zu Lagerung, Haltbarkeit und Tipps für einzelne Lebensmittel; URL: https://www.zugutfuerdietonne.de/was-kannst-du-dagegen-tun/besser-lagern/lebensmittel-lexikon/konserven/, Zugriff am 03.09.2018
- Bundesministerium für Land und Forstwirtschaft, Verordnung des Bundesministers für Land- und Forstwirtschaft, Umwelt und Wasserwirtschaft über die Vermeidung und Verwertung von Verpackungsabfällen und bestimmten Warenresten (Verpackungsverordnung 2014) StF: BGBl. II Nr. 184/2014 [CELEX-Nr. 32013L0002] URL: https://www.ris.bka.gv.at/GeltendeFassung.wxe?Abfrage=Bundesnormen&Gesetzesnummer=20008902, Zugriff am 01.09.2018
- EU, 2011, VERORDNUNG (EU) Nr. 1169/2011 DES EUROPÄISCHEN PARLAMENTS UND DES RATES vom 25. Oktober 2011 betreffend die Information der Verbraucher über Lebensmittel und zur Änderung der Verordnungen (EG) Nr. 1924/2006 und (EG) Nr. 1925/2006 des Europäischen Parlaments und des Rates und zur Aufhebung der Richtlinie 87/250/EWG der Kommission, der Richtlinie 90/496/EWG des Rates, der Richtlinie 1999/10/EG der Kommission, der Richtlinie 2000/13/EG des Europäischen Parlaments und des Rates, der Richtlinien 2002/67/EG und 2008/5/EG der Kommission und der Verordnung (EG) Nr. 608/2004 der Kommission, Amtsblatt der europäischen Union, URL: https://eur-lex.europa.eu/LexUriServ/LexUriServ.do?uri=OJ:L:2011:304:0018:0063:DE:PDF, Zugriff am 01.09.2018
- Tournas, 1994, Heat-resistant fungi of importance to thefoodand beverage industry., Crit Rev Microbiol. 1994;20(4):243-63. PMID: 7857517
- Verbraucherzentrale Hamburg, Mindesthaltbarkeit, 2012, Wann muss ich Lebensmittel wirklich wegwerfen?, URL: http://www.huehn.org/schulprojekt/daten/01-06-2013/20130601_tipps_zur_haltbarkeit_von_lebensmitteln.pdf, Zugriff am 03.09.2018
- Vollmer, 2013, Das DosenABV, Initiative Lebensmitteldose, URL: https://www.metallverpackungen.de/fileadmin/templates/metallverpackungen.de/editor/de/documents/Dosen-ABC_02.pdf, Zugriff am 01.09.2018
- Weber, Wegmann, 2016, Vielversprechende Innenbeschichtung für Konservendosen, Fraunhofer-Institut für Produktionstechnik und Automatisierung IPA, URL: https://www.ipa.fraunhofer.de/content/dam/ipa/de/documents/Presse/Presseinformationen/2016/Juli/2016_07_21_Mediendienst_web.pdf, Zugriff am 01.09.2018

Literatur Fertiggerichte

- Hasenhüttl, Kajtna, Sturm, 2012, Haltbarkeit von Lebensmitteln, ÖGUT – Österreichische Gesellschaft für Umwelt und Technik, URL: https://www.wien.gv.at/kontakte/ma22/studien/pdf/lebensmittel-haltbarkeit.pdf, Zugriff am 12.08.2018

Literatur Essig

- Ministerium Frauen Gesundheit, Österreichisches Lebensmittelbuch, IV. Auflage, Kapitel / B 8 / Essig; Balsamessige; Salatwürzen, Saure Würzen; Essigessenz; Saucen, Cremen, Zubereitungen auf Essigbasis; andere essigähnliche Würzmittel, veröffentlicht mit Geschäftszahl: BMG-75210/0005-II/B/13/2014 vom 19.03.2014, Änderungen, Ergänzungen: BMGF-75210/0029-II/B/13/2017 vom 22.12. 2017, URL: https://www.verbrauchergesundheit.gv.at/lebensmittel/buch/codex/B_08_Essig_16_1_2018.pdf?6awse6, Zugriff am 01.09.2018
- Raspor, Goranovic, 2008, Biotechnological applications of acetic acid bacteria., Crit Rev Biotechnol. 2008;28(2):101-24. doi: 10.1080/07388550802046749

Literatur Speiseöle

- Ministerium Frauen Gesundheit, Österreichisches Lebensmittelbuch, IV. Auflage, Codexkapitel / B 30 / Speisefette, Speiseöle, Streichfette und andere Fetterzeugnisse, Veröffentlicht mit Erlass: BMG-75210/0007-II/B/13/2012 vom 24.07.2012, Änderungen, Ergänzungen: BMGF-75210/0029-II/B/13/ 2017 vom 22.12.2017, URL: https://www.verbrauchergesundheit.gv.at/lebensmittel/buch/codex/B_30_Speisefette_Speiseoele_Fetterzeugnisse_18_1_2018.pdf?6awse9, Zugriff am 02.09.2018
- Wiener Tafel, MA 38 Lebensmitteluntersuchung Wien, Pulswerk, 2016, Ist das noch gut? URL: https://www.wienertafel.at/fileadmin/Presse/WT_DIV_16004_MHD_Broschuere_RZ_PRINT.pdf, Zugriff am 02.09.2018

Literatur Senf, Mayonnaise, Remouladen, Pesto und ähnliche Pasten

- Ministerium Frauen Gesundheit, Österreichisches Lebensmittelbuch, IV. Auflage, Codexkapitel / B 25 / Mayonnaisen und

Feinkosterzeugnisse, veröffentlicht mit Geschäftszahl: BMG-75210/0014-II/B/13/2013 vom 10.09.2013, Änderungen, Ergänzungen: BMGF-75210/0029-II/B/13/2017 vom 22.12.2017; URL: http://www.lebensmittelbuch.at/mayonnaisen-und-feinkosterzeugnisse/, Zugriff am 28.08.2018
- Ministerium Frauen Gesundheit: Österreichisches Lebensmittelbuch, IV. Auflage, Codexkapitel / B 29 / Senf, veröffentlicht mit Erlass: BMG-75210/0005-II/B///2010vom 5.7.2010, Änderungen, Ergänzungen: BMGF-75210/ 0029-II/B/13/2017 vom 22.12.2017, URL: https://www.verbrauchergesundheit.gv.at/lebensmittel/buch/codex/B_29_Senf_15_ 1_2018.pdf?6awse8, Zugriff am 28.08.2018
- Wiener Tafel, MA 38 Lebensmitteluntersuchung Wien, Pulswerk, 2016, Ist das noch gut? URL: https://www.wienertafel.at/fileadmin/Presse/WT_DIV_16004_MHD_Broschuere_RZ_PRINT.pdf, Zugriff am 02.09.2018

Literatur Kräuter, Gewürze, Tee

- Blaschek, 2016. Teedrogen – Aufbewahrung, Lagerung und Haltbarkeit. In: Blaschek (Hrsg.), 2016, Wichtl-Teedrogen und Phytopharmaka – Ein Handbuch für die Praxis, Wissenschaftliche Verlagsgesellschaft Stuttgart, 6. Auflage
- Bundesministerium für Ernährung und Landwirtschaft, Kräuter, Lebensmittel-Lexikon, Informationen zu Lagerung, Haltbarkeit und Tipps für einzelne Lebensmittel; URL: https://www.zugutfuerdietonne.de/was-kannst-du-dagegen-tun/besser-lagern/lebensmittel-lexikon/kraeuter/, Zugriff am 03.09.2018
- Ministerium Frauen Gesundheit, Österreichisches Lebensmittelbuch, IV. Auflage, Kapitel / B 28 / Kräuter und Gewürze, veröffentlicht mit Geschäftszahl: BMG-75210/0040-II/B/13/2015 vom 27.01.2016, Änderungen, Ergänzungen: BMGF-75210/0022-II/B/13/2017 vom 01.08.2017, URL: https://www.verbrauchergesundheit.gv.at/lebensmittel/buch/codex/B_28_Gewuerze_Neufassung_2.pdf?62f486, Zugriff am 26.08.2018
- Ministerium Frauen Gesundheit, Österreichisches Lebensmittelbuch, IV. Auflage, Kapitel / B 31 / Tee und teeähnliche Erzeugnisse, veröffentlicht mit Geschäftszahl: BMG-75210/0010-II/B/13/2015 vom 18.02.2015, Änderungen, Ergänzungen: BMGF-75210/0007-II/B/13/2016 vom 02.08.2016, BMGF-75210/0012-II/B/13/2017 vom 26.07.2017, BMGF-75210/0028-II/B/13/2017 vom 22.12.2017; URL: https://www.verbrauchergesundheit.gv.at/lebensmittel/buch/codex/B_31_Tee_und_teeaehnliche_Erzeugnisse_2.pdf?6awt36, Zugriff am 26.08.2018
- Stahl-Biskup, Hiller, Loew, 2016, In: Blaschek (Hrsg.), 2016, Wichtl-Teedrogen und Phytopharmaka – Ein Handbuch für die Praxis, Wissenschaftliche Verlagsgesellschaft Stuttgart, 6. Auflage
- Verbraucherzentrale Hamburg, Mindesthaltbarkeit, 2012, Wann muss ich Lebensmittel wirklich wegwerfen?, URL: http://www.huehn.org/schulprojekt/daten/01-06-2013/20130601_tipps_zur_haltbarkeit_von_lebensmitteln.pdf, Zugriff am 03.09.2018
- Wiener Tafel, MA 38 Lebensmitteluntersuchung Wien, Pulswerk, 2016, Ist das noch gut? URL: https://www.wienertafel.at/fileadmin/Presse/WT_DIV_16004_MHD_Broschuere_RZ_PRINT.pdf, Zugriff am 02.09.2018

Literatur Hefe, Backpulver

- Ministerium Frauen Gesundheit, Österreichisches Lebensmittelbuch, IV. Auflage, Kapitel / B 18 / Backerzeugnisse, veröffentlicht mit Geschäftszahl: BMG-75210/0011-II/B/7/2009 vom 18.02.2010, Änderungen, Ergänzungen: BMG-75210/0004-II/B/7/2010 vom 05.07.2010, BMG-75210/0018-II/B/13/2011 vom 19.01.2012, BMG-75210/0023-II/B/13/2012 vom 13.02.2013, BMG-75210/0009-II/B/13/ 2015 vom 28.01.2015, BMG-75210/0034-II/B/13/2015 vom 27.01.2016, BMGF-75210/0006-II/B/13/2017 vom 06.02.2017, BMGF-75210/0011-II/B/13/2017 vom 26.07.2017; URL: https://www.verbrauchergesundheit.gv.at/lebensmittel/buch/codex/B_18_Backerzeugnisse.pdf?62f486, Zugriff am 01.09.2018

Literatur Brot

- AGES, 2018, Haltbarkeit, URL: https://www.ages.at/themen/lebensmittelsicherheit/haltbarkeit/tipps/, Zugriff am 03.09.2018
- Bundesministerium für Ernährung und Landwirtschaft, 2018, Lebensmittel-Lexikon, Informationen zu Lagerung, Haltbarkeit und Tipps für einzelne Lebensmittel; URL: https://www.zugutfuerdietonne.de/was-kannst-du-dagegen-tun/besser-lagern/lebensmittel-lexikon/, Zugriff am 01.09.2018
- Bundesministerium für Ernährung und Landwirtschaft, Brot, Lebensmittel-Lexikon, Informationen zu Lagerung, Haltbarkeit und Tipps für einzelne Lebensmittel; URL: https://www.zugutfuerdietonne.de/index.php?id=172, Zugriff am 03.09.2018
- Greenpeace, 2016, Lebensmittellagerung Ratgeber, URL: http://www.greenpeace.org/austria/Global/austria/dokumente/ratgeber/Konsum/konsum_lmv_ratgeber_lagerung_2016.pdf?_ga=2.25246526.229322752.1534107752-523239741.1495541584, Zugriff am 03.09.2018
- Ministerium Frauen Gesundheit, Österreichisches Lebensmittelbuch, IV. Auflage, Kapitel / B 18 / Backerzeugnisse, veröffentlicht mit Geschäftszahl: BMG-75210/0011-II/B/7/2009 vom 18.02.2010, Änderungen, Ergänzungen: BMG-75210/0004-II/B/7/2010 vom 05.07.2010, BMG-75210/0018-II/B/13/2011 vom 19.01.2012, BMG-75210/0023-II/B/13/2012 vom 13.02.2013,

BMG-75210/0009-II/B/13/ 2015 vom 28.01.2015, BMG-75210/0034-II/B/13/ 2015 vom 27.01.2016, BMGF-75210/0006-II/B/13/2017 vom 6.2.2017, BMGF-75210/0011-II/B/13/2017 vom 26.07.2017; URL: https://www.verbrauchergesundheit.gv.at/lebensmittel/buch/codex/B_18_Backerzeugnisse.pdf?62f486, Zugriff am 01.09.2018

Literatur Backwaren, Konditorwaren

- Bundesministerium für Ernährung und Landwirtschaft, Gebäck, Lebensmittel-Lexikon, Informationen zu Lagerung, Haltbarkeit und Tipps für einzelne Lebensmittel; URL: https://www.zugutfuerdietonne.de/was-kannst-du-dagegen-tun/besser-lagern/lebensmittel-lexikon/kekse-und-gebaeck/, Zugriff am 03.09.2018
- Bundesministerium für Ernährung und Landwirtschaft, Lebensmittel-Lexikon, Informationen zu Lagerung, Haltbarkeit und Tipps für einzelne Lebensmittel; URL: https://www.zugutfuerdietonne.de/was-kannst-du-dagegen-tun/besser-lagern/lebensmittel-lexikon/, Zugriff am 01.09.2018
- Bundesministerium für Gesundheit, Österreichisches Lebensmittelbuch, IV. Auflage, Codexkapitel / B 34 / Konditorwaren, Abschnitt Konditorwaren traditioneller Art und Herstellungsweise, mit entsprechender Bezeichnung, veröffentlicht mit Geschäftszahl: BMG-75210/0024-II/B/13/2012 vom 23.01.2013, URL: https://www.verbrauchergesundheit.gv.at/lebensmittel/buch/codex/b_34_konditorwaren.pdf?4755y1, Zugriff am 01.09.2018
- Greenpeace, 2017, MHD-Langzeittest: Bilanz nach 16 Wochen, 112 Tage nach Ablauf des Mindesthaltbarkeitsdatums, Lebensmittelversuchsanstalt LVA Klosterneuburg, URL: https://secured-static.greenpeace.org/austria/Global/austria/fotos/Presse/Greenpeace_MHD-Test_Ergebnis-Bilanz.pdf, Zugriff am 03.09.2018
- Ministerium Frauen Gesundheit, Österreichisches Lebensmittelbuch, IV. Auflage, Kapitel / B 18 / Backerzeugnisse, veröffentlicht mit Geschäftszahl: BMG-75210/0011-II/B/7/2009 vom 18.2.2010, Änderungen, Ergänzungen: BMG-75210/0004-II/B/7/2010 vom 05.07.2010, BMG-75210/0018-II/B/13/2011 vom 19.1.2012, BMG-75210/0023-II/B/13/2012 vom 13.02.2013, BMG-75210/0009-II/B/13/ 2015 vom 28.01.2015, BMG-75210/0034-II/B/13/2015 vom 27.01.2016, BMGF-75210/0006-II/B/13/2017 vom 06.02.2017, BMGF-75210/0011-II/B/13/2017 vom 26.07.2017; URL: https://www.verbrauchergesundheit.gv.at/lebensmittel/buch/codex/B_18_Backerzeugnisse.pdf?62f486, Zugriff am 01.09.2018
- Wiener Tafel, MA 38 Lebensmitteluntersuchung Wien, Pulswerk, 2016, Ist das noch gut? URL: https://www.wienertafel.at/fileadmin/Presse/WT_DIV_16004_MHD_Broschuere_RZ_PRINT.pdf, Zugriff am 02.09.2018

Literatur Süßigkeiten

- Ministerium Frauen Gesundheit, Österreichisches Lebensmittelbuch, IV. Auflage, Kapitel / B 16 / Zuckerwaren, veröffentlicht mit Geschäftszahl: BMG-75210/0039-II/B/13/2015 vom 02.08.2016, URL: https://www.verbrauchergesundheit.gv.at/lebensmittel/buch/codex/B_16_Zuckerwaren.pdf?5jp066, Zugriff am 01.09.2018
- Wiener Tafel, MA 38 Lebensmitteluntersuchung Wien, Pulswerk, 2016, Ist das noch gut? URL: https://www.wienertafel.at/fileadmin/Presse/WT_DIV_16004_MHD_Broschuere_RZ_PRINT.pdf, Zugriff am 02.09.2018

Literatur Kakao, Schokolade

- Bundesministerium für Ernährung und Landwirtschaft, Schokolade, Lebensmittel-Lexikon, Informationen zu Lagerung, Haltbarkeit und Tipps für einzelne Lebensmittel; URL: https://www.zugutfuerdietonne.de/was-kannst-du-dagegen-tun/besser-lagern/lebensmittel-lexikon/schokolade/, Zugriff am 03.09.2018
- Ministerium Frauen Gesundheit, Österreichisches Lebensmittelbuch, IV. Auflage, Codexkapitel / B 15 / Kakao- und Schokoladeerzeugnisse, Lebensmittel mit Kakaoerzeugnissen oder Schokoladen, veröffentlicht mit Erlass: BMG-75210/0014-II/B/13/2010 vom 23.12.2010, Änderungen, Ergänzungen: BMGF-75210/0029-II/B/13/2017 vom 22.12.2017, URL: https://www.verbrauchergesundheit.gv.at/lebensmittel/buch/codex/B_15_Kakao_und_Schokoladeerzeugnisse_16_1_2018.pdf?6awse7, Zugriff am 02.09.2018
- Wiener Tafel, MA 38 Lebensmitteluntersuchung Wien, Pulswerk, 2016, Ist das noch gut? URL: https://www.wienertafel.at/fileadmin/Presse/WT_DIV_16004_MHD_Broschuere_RZ_PRINT.pdf, Zugriff am 02.09.2018

Literatur Eis

- Bundesministerium für Gesundheit, Leitlinie für eine gute Hygienepraxis und die Anwendung der Grundsätze des HACCP bei der Speiseeiserzeugung, veröffentlicht mit Geschäftszahl: BMGF-75220/0003-IV/7/2007 vom 19. 2. 2007, Änderungen, Ergänzungen: BMG-75220/0035-II/B/7/2009 vom 23.10.2009, BMG-75210/0028-II/B/13/2014 vom 28.08.2014; URL: http://www.dielebensmittelgewerbe.at/hygiene/Speiseeis.pdf, Zugriff am 26.08.2018

Literatur Honig

- AGES, 2017, Botulismus, URL: https://www.bmgf.gv.at/cms/home/attachments/4/6/9/CH1644/CMS1493030443070/botulismus_sp.pdf; Zugriff am 01.09.2018
- BMGFJ, 2008: Bundesministerium für Gesundheit, Familie und Jugend, Leitlinie für eine gute Hygienepraxis in Imkereibetrieben, Gutachten des ständigen Hygieneausschusses, veröffentlicht mit Erlass: BMGF-

75220/0032-IV/B/7/2007 v. 31.01.2008; URL: https://cdn.netletter.at/imkerbund/media/download/2015.09.08/1441702794089794.pdf?d=Leitlinie_f__r_Imkereibetriebe.pdf&dc=1441702795, Zugriff am 28.08.2018

- Bundesministerium für Arbeit, Soziales und Konsumentenschutz, 2017, Botulismus, URL: https://www.bmgf.gv.at/home/Botulismus; Zugriff am 01.09.2018
- ÖLMB, 2017, Honig: Österreichisches Lebensmittelbuch, IV. Auflage, Kapitel / B 3 / Honig und andere Imkereierzeugnisse, veröffentlicht mit Geschäftszahl: BMG-75210/0003-II/B/13/2015 vom 21.01.2015, Änderungen, Ergänzungen: BMGF-75210/0010-II/B/13/2017 vom 26.07.2017; URL: https://www.verbrauchergesundheit.gv.at/lebensmittel/buch/codex/B_03_Honig.pdf?62f485, Zugriff am 26.08.2018
- RIS, 2005, Honigverordnung, Rechtsinformation des Bundes, Langtitel, Verordnung der Bundesministerin für Gesundheit und Frauen über Honig (Honigverordnung) StF: BGBl. II Nr. 40/2004 [CELEX-Nr.: 32001L0110] Änderung BGBl. II Nr. 209/2015 [CELEX-Nr.: 32014L0063]; URL: https://www.ris.bka.gv.at/GeltendeFassung.wxe?Abfrage=Bundesnormen&Gesetzesnummer=20003174, Zugriff am 28.08.2018
- Wiener Tafel, MA 38 Lebensmitteluntersuchung Wien, Pulswerk, 2016, Ist das noch gut? URL: https://www.wienertafel.at/fileadmin/Presse/WT_DIV_16004_MHD_Broschuere_RZ_PRINT.pdf, Zugriff am 02.09.2018

Literatur Zucker, Salz

- Bundesministerium für Gesundheit, Österreichisches Lebensmittelbuch, IV. Auflage, Kapitel / B 21 / Speisesalz, veröffentlicht mit Geschäftszahl: BMG-75210/0022-II/B/13/2015 vom 03.08.2015, URL: https://www.verbrauchergesundheit.gv.at/lebensmittel/buch/codex/B_21_Speisesalz_Neufassung.pdf?50kgp6, Zugriff am 01.09.2018
- Eurostat, 2018, Statistiken zur Bevölkerung und zum Bevölkerungswachstum, URL: https://ec.europa.eu/eurostat/statistics-explained/index.php?title=Population_and_population_change_statistics/de, Zugriff am 01.09.2018
- Ministerium Frauen Gesundheit, Österreichisches Lebensmittelbuch, IV. Auflage, Codexkapitel / B 22 / Zucker und Zuckerarten, veröffentlicht mit Erlass: BMGFJ-75210/0005-IV/B/7/2006 vom 02.07.2006, Änderungen, Ergänzungen: BMGF-75210/0029-II/B/13/2017 vom 22.12.2017, URL: https://www.verbrauchergesundheit.gv.at/lebensmittel/buch/codex/B_22_Zucker_und_Zuckerarten_17_1_2018.pdf?6awse7, Zugriff am 01.09.2018
- Mitteregger, 2017, EU-Projekt erforscht neue Verwertungsmöglichkeiten von Zucker, in: Lebensmittel und Biotechnologie, 15. Nov. 2017; URL: http://www.lebio.at/news/eu-projekt-erforscht-neue-verwertungsmoglichkeiten-von-zucker/, Zugriff am 01.09.2018
- Statista Statistik Portal, 2018, Europäische Union & Euro-Zone: Gesamtbevölkerung von 2008 bis 2018 (in Millionen Einwohner), URL: https://de.statista.com/statistik/daten/studie/14035/umfrage/europaeische-union-bevoelkerung-einwohner/, Zugriff am 01.09.2018
- Wiener Tafel, MA 38 Lebensmitteluntersuchung Wien, Pulswerk, 2016, Ist das noch gut? URL: https://www.wienertafel.at/fileadmin/Presse/WT_DIV_16004_MHD_Broschuere_RZ_PRINT.pdf, Zugriff am 02.09.2018

Literatur Kaffee

- Loth, 2017, Mindesthaltbarkeit – Kann Kaffee schlecht werden? Cremundo, URL: https://www.cremundo.de/magazin/mindesthaltbarkeit-kann-kaffee-schlecht-werden/, Zugriff am 02.09.2018
- Ministerium Frauen Gesundheit, Österreichisches Lebensmittelbuch, IV. Auflage, Kapitel / B 12 / Kaffee, Kaffeemittel, veröffentlicht mit Geschäftszahl: BMG-75210/0014-II/B/13/2015 vom 18.03.2015, Änderungen, Ergänzungen: BMGF-75210/0029-II/B/13/2017 vom 22.12.2017; URL: https://www.verbrauchergesundheit.gv.at/lebensmittel/buch/codex/B_12_Kaffee_Kaffeemittel_16_1_2018.pdf?6awse6, Zugriff am 26.08.2018
- Rimbach, Möhring, F. Erbersdobler, 2010, Kaffee, Tee, Kakao. In: Lebensmittel-Warenkunde für Einsteiger. Springer-Lehrbuch. Springer, Berlin, Heidelberg
- Verbraucherzentrale Hamburg, Mindesthaltbarkeit, 2012, Wann muss ich Lebensmittel wirklich wegwerfen?, URL: http://www.huehn.org/schulprojekt/daten/01-06-2013/20130601_tipps_zur_haltbarkeit_von_lebensmitteln.pdf, Zugriff am 03.09.2018

Literatur antialkoholische Getränke

- de Cássia Martins Salomão, Muller, do Amparo, de Aragão, 2014, Survey of molds, yeast and Alicyclobacillus spp. from a concentrated apple juice productive process., Braz J Microbiol. 2014 May 19;45(1):49–58. eCollection 2014, PMID: 24948913
- Ministerium Frauen Gesundheit, Österreichisches Lebensmittelbuch, IV. Auflage, Codexkapitel / B 6 / Sirupe, veröffentlicht mit Geschäftszahl: BMGFJ-75210/0007-IV/B/7/2007 vom 22.6.2007, Änderungen, Ergänzungen: BMG-75210/0003-II/B/7/2010 vom 05.07.2010, BMG-75210/0005-II/B/13/2015 vom 21.01.2015, BMGF-75210/0029-II/B/13/2017 vom 22.12.2017; URL: https://www.verbrauchergesundheit.gv.at/lebens-

mittel/buch/codex/B_06_Sirupe_15_1_2018.pdf?6awse6, Zugriff am 01.09.2018
- Ministerium Frauen Gesundheit, Österreichisches Lebensmittelbuch, IV. Auflage, Codexkapitel / B 7 / Fruchtsäfte, Gemüsesäfte, veröffentlicht mit Erlass: BMGF-75210/0004-IV/B/10/2005 vom 04.02.2005, Veröffentlichung der Toleranzen bei der Beurteilung des Vitamin-Gehaltes bei der Nährwertkennzeichnung 32006/IX/B/1b/01 vom 14.11.2001, Änderungen, Ergänzungen: BMG-75210/0003-II/B/7/2010 vom 5.7.2010, BMGF-75210/0029-II/B/13/2017 vom 22.12.2017; URL: https://www.verbrauchergesundheit.gv.at/lebensmittel/buch/codex/B_7_Fruchtsaefte15_1_2018.pdf?6awt37, Zugriff am 01.09.2018
- Ministerium Frauen Gesundheit, Österreichisches Lebensmittelbuch, IV. Auflage. Kapitel / B 26 / Erfrischungsgetränke, veröffentlicht mit Geschäftszahl: BMG-75210/0006-II/B/13/2014 vom 25.02.2014, Änderungen, Ergänzungen: BMG-75210/0045-II/B/13/2015 vom 27.01.2016, BMGF-75210/0029-II/B/13/2017 vom 22.12.2017, URL: https://www.verbrauchergesundheit.gv.at/lebensmittel/buch/codex/B_26_Erfrischungsgetraenke_17_1_2018.pdf?6awse8, Zugriff am 01.09.2018
- Santos, Samapundo, Biyikli, Van Impe, Akkermans, Höfte, Abatih, Sant'Ana, Devlieghere, 2018, Occurrence, distribution and contamination levels of heat-resistant moulds throughout the processing of pasteurized high-acid fruit products. Int JFoodMicrobiol. 2018 May 19;281:72–81. doi: 10.1016/j.ijfoodmicro.2018.05.019
- Wajda, Wyderka, Polak, Duda-Chodak, Makarewicz, 2018, Examination of novel Aureobasidium pullulans isolates dominating apple microflora and assessing their potential for apple juice spoilage., World J Microbiol Biotechnol. 2018 Jul 11;34(8):115. doi: 10.1007/s11274-018-2497-5
- Wiener Tafel, MA 38 Lebensmitteluntersuchung Wien, Pulswerk, 2016, Ist das noch gut? URL: https://www.wienertafel.at/fileadmin/Presse/WT_DIV_16004_MHD_Broschuere_RZ_PRINT.pdf, Zugriff am 02.09.2018

Literatur Mineralwasser

- Ministerium Frauen Gesundheit, Österreichisches, 2016, Lebensmittelbuch, IV. Auflage, Kapitel / B 17 / Abgefüllte Wässer, veröffentlicht mit Geschäftszahl: BMGF-75210/0005-II/B/13/2016 vom 8.9.2016, URL: https://www.verbrauchergesundheit.gv.at/lebensmittel/buch/codex/B_17_Abgefuellte_Waesser_2.pdf?6fzzjb, Zugriff am 01.09.2018
- Sängerlaub, Müller, Rieblinger, 2010, Aktive Verpackungen, Fraunhofer Institut, URL: https://www.bdvi.org/fileadmin/pool/Seminar_Verpackung/Aktive-Verpackungen_Saengerlaub_FraunhoferIVV.pdf, Zugriff am 01.09.2018
- Verbraucherzentrale Hamburg, 2012, Mindesthaltbarkeit, Wann muss ich Lebensmittel wirklich wegwerfen?, URL: http://www.huehn.org/schulprojekt/daten/01-06-2013/20130601_tipps_zur_haltbarkeit_von_lebensmitteln.pdf, Zugriff am 03.09.2018

Literatur Alkoholische Getränke

- Verbraucherzentrale Hamburg, 2012, Mindesthaltbarkeit, Wann muss ich Lebensmittel wirklich wegwerfen?, URL: http://www.huehn.org/schulprojekt/daten/01-06-2013/20130601_tipps_zur_haltbarkeit_von_lebensmitteln.pdf, Zugriff am 03.09.2018

Literatur Rezepte

- BMEL, 2018, Zu gut für die Tonne App, Deutsches Bundesministerium für Ernährung und Landwirtschaft; URL: https://www.zugutfuerdietonne.de/praktische-helfer/app/, Zugriff am 12.08.2018
- Greenpeace, 2016, Restlküche-Rezepte; URL: http://www.greenpeace.org/austria/Global/austria/dokumente/ratgeber/Konsum/konsum_lmv_ratgeber_restlessen_2016.pdf?_ga=2.165321276.229322752.1534107752-523239741.1495541584, Zugriff am 12.08.2018

Warengruppen – alphabetisch sortiert